Susan Branson

ALLESKÖNNER KURKUMA

Bibliografische Information der Deutschen Nationalbibliothek
Die Deutsche Nationalbibliothek verzeichnet diese Publikation in der Deutschen Nationalbibliografie. Detaillierte bibliografische Daten sind im Internet über http://dnb.d-nb.de abrufbar.

Für Fragen und Anregungen
info@m-vg.de

Wichtige Hinweise
Dieses Buch ist für Lernzwecke gedacht. Es stellt keinen Ersatz für eine individuelle medizinische Beratung dar und sollte auch nicht als solcher benutzt werden. Wenn Sie medizinischen Rat einholen wollen, konsultieren Sie bitte einen qualifizierten Arzt. Der Verlag und der Autor haften für keine nachteiligen Auswirkungen, die in einem direkten oder indirekten Zusammenhang mit den Informationen stehen, die in diesem Buch enthalten sind.

Ausschließlich zum Zweck der besseren Lesbarkeit wurde auf eine genderspezifische Schreibweise sowie eine Mehrfachbezeichnung verzichtet. Alle personenbezogenen Bezeichnungen sind somit geschlechtsneutral zu verstehen.

1. Auflage 2024

Türkenstraße 89
80799 München
Tel.: 089 651285-0

Die englische Originalausgabe erschien 2018 bei Familius PO Box 1249, Reedley California 93654, USA, vermittelt durch DropCap Inc. unter dem Titel *101 Amazing Uses for Tumeric: Reduce Joint Pain, Soothe Your Stomach, Make a Delicious Dinner, and 98 More!*

Übersetzung: Martin Rometsch
Redaktion: Inez Ulrich
Umschlaggestaltung: Manuela Amode
Umschlagabbildung: Shutterstock/IriGri; chalrumpon onnongwa; Seymont Studio; RaulAlmu
Bilder im Innenteil: Shutterstock/Epine; chalrumpon onnongwa; Seymont Studio; RaulAlmu; davooda
Satz: Röser MEDIA GmbH & Co. KG, Karlsruhe
Druck: ScandBook, Litauen
Printed in the EU

ISBN Print 978-3-7423-2891-5
ISBN E-Book (PDF) 978-3-7453-2663-5
ISBN E-Book (EPUB, Mobi) 978-3-7453-2664-2

Susan Branson

ALLESKÖNNER KURKUMA

Kleine Wurzel, große Wirkung

Körperliche Beschwerden lindern

Die mentale Gesundheit fördern

Haut und Haar natürlich pflegen

riva

Für meine Parkland-Community

#MSDStrong

Inhalt

Einführung

Kurkuma, die vielseitige Wurzel

Die meisten Leute kaufen Kurkuma als gelbes Pulver, das im Gewürzregal des Supermarktes steht. Wenn sie ein Kurkumarhizom (den Wurzelstock) sehen, sind sie vielleicht überrascht. Das Rhizom ist der waagrechte unterirdische Stamm der Pflanze. Ihm entspringt der aufrechte, etwa einen Meter lange Stamm, der die Blätter und Blüten trägt. Die Wurzeln zweigen vom Rhizom ab und streben nach unten. Das Rhizom wird oft als Wurzel bezeichnet. Wenn Sie also das Wort Kurkumawurzel lesen, ist eigentlich das Rhizom gemeint.

Kurkuma, auch Gelbwurz genannt, sieht dem Ingwer sehr ähnlich und gehört zu den Ingwergewächsen. Das Hauptrhizom kann bis zu acht Zentimeter lang und zweieinhalb Zentimeter dick werden. Seine kleineren Zweige wachsen in alle Richtungen. Die Rhizome sind knollenförmig und segmentiert und sind ungleichmäßig geformt. Außen ist das Kurkumarhizom gelblichbraun, innen orangefarben, etwa wie eine Möhre.

Die Rhizome werden ungefähr 40 Minuten gekocht, im Ofen getrocknet und dann zu dem vertrauten gelblich-orangefarbenen Pulver gemahlen. Am häufigsten wird Kurkuma in Indien und Südostasien als Gewürz verwendet, zudem ist sie einer der

Hauptbestandteile des Currys. Sie hat einen süßen und doch leicht bitteren Geschmack, der gut zu Kokosnuss, Chili con Carne, Rindfleisch, Geflügel und Meeresfrüchten passt und mit anderen Gewürzen harmoniert, zum Beispiel mit Pfeffer, Kreuzkümmel, Ingwer und Muskat. Man verwendet die Kurkuma sowohl wegen ihres Geschmacks als auch wegen ihrer Farbe. Je nachdem, wie viel Kurkuma ein Rezept enthält, färbt sie ein Gericht leicht buttergelb bis stark ringelblumengelb. Da sich das Pulver auch als Farbstoff eignet, nutzt es die Nahrungsmittel-, Textil- und Kosmetikindustrie, um Lebensmittel, Stoffe und Kosmetika zu färben.

Ihre gelbe Farbe verdankt die Kurkuma einem ihrer Hauptbestandteile, einem Polyphenol namens *Curcumin*, das rund sechs Prozent des Rhizoms ausmacht. Im Laufe der letzten paar Jahrzehnte wurde auch die Medizin auf die Kurkuma aufmerksam und heute zeigen Tausende von Studien, dass Kurkuma und Curcumin Antioxidantien sind, Entzündungen und sogar Krebs hemmen, Mikroben abtöten und den Blutzuckerspiegel senken. Die medizinischen Anwendungsmöglichkeiten sind also weitreichend und wir erfahren immer mehr von der heilenden Wirkung der Kurkuma bei chronischen und akuten, häufigen und seltenen, leichten und schweren Erkrankungen.

Die lange Geschichte der Kurkuma

Die Kurkuma wird seit mehr als 4000 Jahren verwendet und hat ihren Ursprung in Südostasien oder Indien. Sie wurde zuerst als Gewürz in Speisen und für religiöse Zeremonien benutzt und bald auch im Ayurveda und im Unani (der griechisch-arabischen Medizin) wegen ihrer ganzheitlichen Heilwirkungen hochgeschätzt. Die antiken Ärzte nutzten Kurkuma, um Schwellungen und Blähungen zu lindern, Wunden zu heilen und Krankheiten der Atemwege und der Leber zu behandeln. In der Abhandlung *Sushruta Samhita,* einem antiken indischen Text über Medizin und Chirurgie, ist sogar ein Rezept verzeichnet, das Lebensmittelvergiftungen lindern soll.

Mit dem Ansehen der Kurkuma nahm auch die Nachfrage zu und bald wurde dieses Gewürz überall in Asien, Afrika und Europa verkauft. Marco Polo berichtete, er habe auf seinen legendären Reisen eine wunderschön gefärbte Wurzel mit ähnlichen Eigenschaften wie Safran entdeckt. Der Ruf der Kurkuma als »indischer Safran« ist zweifellos zum Teil auf Marco Polo zurückzuführen. Bald wurde die Kurkuma als Farbstoff für Speisen und Kleider populärer als der Safran, da sie besser färbte und viel billiger war.

Heute ist Indien immer noch der größte Produzent, Konsument und Exporteur der Kurkuma. Im Durchschnitt verbraucht ein Inder täglich 100 bis 200 Milligramm Kurkuma am Tag, viel mehr als ein Nordamerikaner.[1] Der Brauch, Kurkuma für religiöse Zeremonien zu verwenden, ist in einigen Teilen Indiens bis heute erhalten geblieben. Brautpaare reiben sich das Gesicht mit Kurkumapaste ein, zur Reinigung und um die Nerven zu beruhigen. In einigen Regionen legt der Bräutigam seiner Braut einen mit Kurkuma gefärbten Faden um den Hals. Dieser gelbe Faden symbolisiert den Beginn einer heiligen und erfolgreichen Ehe und soll für Fruchtbarkeit sorgen.

In Nordamerika wird Kurkuma hauptsächlich als Gewürz verwendet, aber auch als Farbstoff. Die medizinischen Wirkungen der Kurkuma werden jedoch immer bekannter. Anfang des

18. Jahrhunderts isolierten Vogel und Pelletier Curcumin aus dem Kurkumarhizom und später entdeckten andere Wissenschaftler seine erstaunlich vielfältigen Wirkungen. Im Jahr 1937 veröffentliche Oppenheimer den ersten Artikel über die heilenden Wirkungen des Curcumins, vor allem bei Entzündungen der Gallenblase.[2] Danach belegten zahlreiche wissenschaftliche Arbeiten, darunter auch klinische Studien, das äußerst wichtige und weitreichende medizinische Potenzial der Kurkuma.

Anwendungsmöglichkeiten für Kurkuma

Kurkuma können Sie als Pulver, frische Wurzel (Rhizom) und sogar in Essig eingelegt kaufen. Kurkumakapseln sind ebenfalls erhältlich. Das Pulver wird hergestellt, indem man die Wurzel schält, kocht, trocknet und mahlt. Getrocknetes und gemahlenes Kurkumapulver bekommen Sie in Supermärkten. Es ist einfach zu verwenden und hält sich bis zu zwei Jahre lang. Nach ungefähr sechs Monaten verliert das Gewürz allmählich seine Wirksamkeit. Man kann seine Haltbarkeit verlängern, wenn man es in einem gut verschlossenen Glas in einem kühlen, dunklen Schrank aufbewahrt. Sonnenlicht und Wärme beschleunigen den Qualitätsverlust. Manchmal können Sie auch die getrocknete ganze Wurzel kaufen, aber meist nur in Spezialitätengeschäften oder Asia-Läden. Interessant ist, dass Kochen und Rösten die antioxidative Wirkung der frischen Kurkuma verstärkt.[3,4]

Frische Kurkumawurzeln können Sie schälen und in kleine Stücke hacken oder mit einer Küchenreibe raspeln und in verschiedene Gerichte geben. Die rohe Wurzel eignet sich zum Entsaften oder als Zutat für Smoothies. Es hat viele gesundheitliche Vorteile, wenn Sie Kurkuma mitkochen; außerdem werden Ihre Gerichte leicht bitter oder scharf und schön gelb. Kaufen Sie Wurzeln, die fest und glatt sind und keine Runzeln oder gar schimmelige Stellen haben. Die Wurzeln können Sie in Küchenpapier einwickeln, in einen Plastikbeutel legen und im Kühlschrank bis zu zwei Wochen lang aufbewahren. In der Gefriertruhe halten sie bis zu sechs Monate oder länger. Durch Einfrieren werden die Kurkumawurzeln weicher, aber der Geschmack sollte kräftig bleiben. Als Daumenregel gilt: Zweieinhalb Zentimeter frische Wurzel ergeben etwa einen Teelöffel gemahlenes Pulver.

Eingelegte Kurkuma

- frische Kurkumawurzel
- Zitronensaft
- Essig

1. Die Wurzel schälen und in mundgerechte Stücke schneiden. Dabei sind Handschuhe zu empfehlen, um die Hände nicht zu verfärben.
2. Die Stücke in ein Glasgefäß mit Zitronensaft und Apfelessig geben und es verschließen. Nach etwa einer Woche im Kühlschrank sind die Wurzelstücke essfertig. Verzehren Sie die eingelegten Wurzeln im Laufe der folgenden drei Monate.

Um die Vorteile der Kurkuma bequem genießen zu können, werden auch Nahrungsergänzungsmittel angeboten, und zwar als Tabletten und Kapseln, die Kurkumapulver oder konzentriertes Curcumin enthalten. Da die gesundheitlichen Wirkungen dem Curcumin zu verdanken sind, sollten Sie Präparate kaufen, die einen hohen Anteil an standardisiertem Curcumin enthalten.

Beachten Sie, dass die Bioverfügbarkeit (der vom Körper verwertbare Teil) des Curcumins sehr gering ist. Nur kleine Mengen gelangen ins Blut. Das im schwarzen Pfeffer enthaltene Piperin steigert die Bioverfügbarkeit um 2000 Prozent.[5] Wenn Sie Kurkuma zusammen mit Fett essen, zum Beispiel mit Kokosöl, wird das Curcumin ebenfalls besser verwertet. Curcumin bindet sich an das Fett und dringt mit ihm durch die Darmwand ins Blut, wo der Körper es verwerten kann.

Welche Dosis ist optimal?

Studien zur positiven Wirkung der Kurkuma verwenden täglich ein halbes bis sechs Gramm Kurkumapulver oder ein bis vier Gramm Curcumin. Diese Menge wird bis zu neun Monate lang verabreicht und offenbar gut vertragen; sie ist unbedenklich und erfüllt ihren therapeutischen Zweck. Eine Studie untersuchte, welche Höchstdosis Curcumin noch verträglich ist. Die Probanden erhielten täglich bis zu zwölf Gramm des Extrakts und es zeigte sich, dass sie jede Dosis ohne Beschwerden vertragen.[6] Allerdings kam es bei mehreren Versuchsteilnehmern zu kleinen Nebenwirkungen und diese Studie testete nur eine Einzeldosis, nicht tägliche Dosen, die zweckmäßig wären, wenn man die Gesundheit verbessern will. Das medizinische Zentrum der Universität von Maryland empfiehlt ein bis drei Gramm Kurkumapulver täglich. Das entspricht etwa einem Drittel bis einem Teelöffel am Tag. Für Kinder gibt es keine speziellen Empfehlungen; aber man kann die geeignete Dosis anhand des Gewichts ermitteln. Wenn ein Kind 42 Kilogramm wiegt, sollten Sie ein Drittel der Menge verwenden, die Erwachsenen empfohlen wird.

Ist Kurkuma unbedenklich?

In den empfohlenen Dosen stuft die FDA (*Food and Drug Administration*; amerikanische Behörde für Arzneimittel- und Lebensmittelsicherheit) Kurkuma und Curcumin als unbedenklich ein. Werden hohe Dosen verzehrt, können Durchfall, Übelkeit oder Magenverstimmung die Folge sein. Wie bei jeder Substanz sind auch Allergien möglich und manche Konsumenten berichten von einem leichten juckenden Ausschlag nach dem Verzehr. Wer an Gallenblasenbeschwerden, gastroösophagealem Reflux oder Eisenmangel leidet, muss mit einer Verschlimmerung der Symptome rechnen. Meiden Sie Kurkuma vor einer Operation oder bei Blutungen, da die Wurzel die Blutgerinnung verlangsamt. In großen Mengen kann sie den Uterus stimulieren; deshalb sollten Schwangere die verzehrte Dosis genau überwachen.

Konsultieren Sie einen Arzt, wenn Sie Medikamente einnehmen und Kurkuma verwenden wollen. Die Wurzel kann die Verwertung bestimmter Medikamente hemmen und ihre Wirkungen oder Nebenwirkungen verstärken. Wenn Diabetiker Kurkuma zusammen mit Medikamenten zu sich nehmen, sinkt der Blutzuckerspiegel bisweilen zu stark. Die gleiche Wirkung kann Kurkuma in Verbindung mit anderen blutzuckersenkenden Pflanzen haben, zum Beispiel mit Teufelskralle, Knoblauch und Ginseng.

1
Infektionen und andere Krankheit lindern

Aids

Aids (*acquired immune deficiency syndrome* oder erworbenes Immunschwächesyndrom) wird vom Humanen Immundefizienz-Virus (HIV) verursacht und ist eine Krankheit, die durch sexuelle Kontakte und Körperflüssigkeiten von einer infizierten Person auf eine andere übertragen wird. Schwangere, gebärende oder stillende Frauen können ihr Kind ebenfalls anstecken. Das HIV greift das Immunsystem an und zerstört Zellen, die der Körper braucht, um Infektionen und andere Krankheiten abzuwehren. Die Folge sind opportunistische Infektionen, die sich ungehindert ausbreiten. Man unterscheidet drei Stadien der Krankheit. Das Erste kann mehrere Wochen dauern und Fieber, Kopfschmerzen, Halsentzündung und Muskelschmerzen verursachen. Im zweiten Stadium sind oft keine Symptome vorhanden und wenn Betroffene antivirale Medikamente einnehmen, können sie das Fortschreiten der Krankheit jahrzehntelang hemmen. Ohne Behandlung wird das Immunsystem schwer geschädigt und die Krankheit tritt innerhalb eines Jahrzehnts in ihr drittes Stadium ein, das wir Aids nennen. Dann ist der Körper für viele Infektionen anfällig und die Lebenserwartung sinkt drastisch. Sobald HIV nachgewiesen ist, sollte eine Kombination aus Anti-HIV-Medikamenten verabreicht werden, damit die Virenlast niedrig bleibt. Leider gibt es kein Heilmittel für Aids.

Curcumin ist ein vielversprechendes Mittel gegen Retroviren, das in verschiedenen Stadien des HIV-Lebenszyklus wirkt und die Vermehrung des Erregers im Körper hemmt, indem es das Virus daran hindert, seine DNA in das menschliche Zellmaterial einzuschleusen,[7] und die Produktion neuer Viren durch die HIV-Protease (ein Enzym, das Proteine spaltet) erschwert.[8] Zudem gibt es Hinweise darauf, dass Curcumin auch andere Virusenzyme hemmt, die für die HIV-Vermehrung und -Ausbreitung notwendig sind.[9,10] Obendrein ist Curcumin ein vielversprechender Kandidat für die Entwicklung von antiviralen Medikamenten, die das Fortschreiten der Krankheit verlangsamen.

Genitalherpes

Mehr als einer von sechs Amerikanern zwischen 14 und 49 Jahren ist mit Genitalherpes infiziert.[11] Ausgelöst wird diese Infektion vor allem vom *Herpes-simplex*-Virus Typ 2 (HSV-2), weniger häufig vom HSV-1. Es verbreitet sich durch sexuelle Kontakte und ist sehr ansteckend. Viele Menschen wissen nicht, dass sie das Virus in sich tragen, weil sie keine oder nur geringe Symptome haben. Mögliche Symptome sind unter anderem Juckreiz und Schmerzen im Genitalbereich sowie Bläschen, die wie kleine rote oder weiße Knoten aussehen und bisweilen platzen, nässen und später verschorfen. Wiederholte Ausbrüche sind die Regel, doch die Symptome werden nach dem ersten Ausbruch meist milder. Genitalherpes ist nicht heilbar. Eine Behandlung mit Virostatika kann dazu beitragen, dass Hautschäden schneller abheilen und die Schübe seltener werden. Sie kann zudem die Ansteckungsgefahr für andere Menschen verringern. Das ist besonders wichtig, weil das Virus auch dann übertragen werden kann, wenn kein Bläschenausschlag vorhanden ist.

Medikamente gegen Genitalwarzen sind verschreibungspflichtig. Eine leicht verfügbare und preiswerte Alternative ist Kurkuma. Die Wurzel enthält zwei antivirale Bestandteile, Curcumin und Eugenol. Diese Verbindungen schützten in einer Studie Mäuse vor einer Infektion mit HSV-2. Eugenol war wirksamer und Folgestudien wiesen eine deutliche Schutzwirkung auch bei Meerschweinchen nach.[12]

Kurkumaöl bei Virusausbrüchen

- 1 TL Kokosöl
- ½ TL gemahlene Kurkuma

1. Eine Paste aus Kokosöl und Kurkuma zubereiten.
2. Auf die erkrankte Haut auftragen. Das Kokosöl schmilzt, nicht zu viel auftragen, da es sonst heruntertropft.
3. 30 Minuten einwirken lassen, dann abwaschen. Wenn nötig, die Behandlung wiederholen. Die Mischung aus Kurkuma und Kokosöl sollte die Virusinfektion hemmen und die Heilung einleiten. Da diese Verbindungen auch Entzündungen lindern, helfen sie auch gegen Schmerzen und Schwellungen.

Hepatitis B

Diese Infektion wird vom Hepatitis-B-Virus verursacht. Am häufigsten wird sie von Müttern während der Entbindung an Babys weitergegeben, aber auch sexuelle Kontakte oder Injektionsnadeln können sie verbreiten. Die meisten Erwachsenen, die sich mit dem Virus infizieren, erkranken an akuter Hepatitis B, die von kurzer Dauer ist. Manche fühlen sich mehrere Wochen lang krank und klagen über Übelkeit, Durchfall, Gelbsucht und Bauchschmerzen. Eine kleiner Teil der Erwachsenen und der größte Teil der Kinder und Kleinkinder, die das Virus in sich tragen, erkrankt an chronischer Hepatitis B. Diese langwierige Krankheit kann zu Leberzirrhose oder Leberkrebs führen. Für akute Hepatitis B gibt es keine Behandlung, aber man kann dafür sorgen, dass die Patienten sich wohler fühlen, bis die Krankheit von selbst abklingt. Oral verabreichte antivirale Medikamente können das Virus in chronischen Fällen unterdrücken und das Fortschreiten der Leberkrankheit verlangsamen. Vorbeugung ist möglich, wenn man drei oder vier Dosen des Hepatitis-B-Impfstoffs verabreicht.

Manchmal ist jedoch kein Impfstoff zur Vermeidung von Hepatitis B verfügbar oder er wird nicht gewünscht. Dann sind antivirale Medikamente angezeigt. Bei vielen Menschen wird allerdings nie eine Diagnose gestellt oder die medizinische Versorgung ist an ihrem Wohnort oder wegen ihrer finanziellen Situation nur eingeschränkt möglich. Diese Menschen haben keinen Zugang zu Medikamenten. Kurkuma ist hingegen fast überall verfügbar und kann vorbeugende Maßnahmen und die Behandlung der Hepatitis B unterstützen. Eine Studie zeigte, dass Kurkumaextrakt die Vermehrung des Virus in den Leberzellen hemmt, und zwar ohne toxische Nebenwirkungen in den Leberzellen.[13] Das lässt darauf schließen, dass der Konsum von Kurkuma oder die Einnahme von Curcumin das Fortschreiten der Infektion verlangsamen und die Leber schützen können.

Hepatitis C

Diese Virusinfektion schädigt die Leber. Das Virus verbreitet sich durch kontaminiertes Blut und überlebt bisweilen viele Jahre lang im Körper, ehe Symptome auftreten. Die meisten Menschen erfahren erst dann, dass sie an Hepatitis C erkrankt sind, wenn das Virus schon begonnen hat, die Leber zu schädigen, und wenn sich Symptome wie Fieber, Übelkeit, Durchfall, Appetitmangel, Erschöpfung, Gelbsucht, Muskelschmerzen und Blutungen einstellen. Bei etwa einem Viertel der Erkrankten heilt diese Hepatitis ohne Behandlung ab. Die anderen werden mit antiviralen Medikamenten behandelt, um das Virus aus dem Körper zu entfernen. Bei den meisten unbehandelten Patienten entwickelt sich jedoch eine chronische Krankheit, die zu einer Vernarbung der Leber, Leberstörungen, Leberkrebs oder gar Leberversagen führen kann. Ist die Leber zu stark geschädigt, kommt eine Lebertransplantation in Betracht.

Für Hepatitis C gibt es im Gegensatz zur Hepatitis A und B keinen Impfstoff. Die meisten Infizierten müssen daher mit Medikamenten behandelt werden, um die Krankheit zu heilen oder die Symptome zu lindern. Für die Behandlung stehen zwar viele antivirale Medikamente zur Verfügung, aber Kurkuma ist ein leicht erhältliches und preiswertes Mittel, um die Infektion zu beseitigen. Im Labor hat sich gezeigt, dass Kurkuma die Vermehrung der Hepatitis-C-Viren im Körper hemmt.[14] Die Wurzel könnte also ein natürliches rezeptfreies Mittel gegen Viren sein, ohne die schädlichen Nebenwirkungen der verschreibungspflichtigen antiviralen Medikamente hervorzurufen.

Das humane Papillomavirus

Es gibt mehr als 100 Arten von *Humanen Papillomaviren* (HPV) und mehr als 79 Millionen Amerikaner sind derzeit mit einer dieser Virenarten infiziert.[15] Diese Viren verursachen Dornwarzen, gewöhnliche Warzen, Genitalwarzen und Flachwarzen. 13 HPV-Arten können Krebs auslösen. Am häufigsten sind Krebserkrankungen des Gebärmutterhalses, aber auch der After, der Penis, die Vagina und der Rachen können betroffen sein. Diese Viren werden durch sexuelle Kontakte übertragen. Die meisten sexuell aktiven Männer und Frauen infizieren sich irgendwann in ihrem Leben mit dem HPV. In der Regel heilt die Krankheit von selbst; nur ein kleiner Teil dieser Infektionen mit den gefährlichen Virusarten löst Krebs aus. Die HPV-Typen 16 und 18 sind für 70 Prozent der präkanzerösen Schäden und der bösartigen Tumoren im Gebärmutterhals verantwortlich. Diese langsam wachsenden Tumoren brauchen mitunter 15 bis 20 Jahre, bis sie voll entwickelt sind. Symptome treten erst auf, wenn die Krankheit bereits fortgeschritten ist: abnorme vaginale Blutungen, Schmerzen im Becken, vaginaler Ausfluss, ein geschwollenes Bein und Erschöpfung. Seit Kurzem gibt es Impfstoffe, die HPV-Infektionen bei Hochrisikopatienten und -patientinnen verhindern sollen. Sie sind für Mädchen gedacht, die noch nicht sexuell aktiv waren, neuerdings auch für Jungen, um sie vor Genitalkrebs und Genitalwarzen zu schützen.

Regelmäßige PAP-Abstriche oder HPV-Tests tragen dazu bei, Infektionen nachzuweisen. Ist das Ergebnis positiv, ist Kurkuma ein wirksames und unbedenkliches Mittel, um das Virus loszuwerden. In einer Studie erhielten HPV-positive Frauen eine Vaginalkapsel und eine Vaginalcreme, die unter anderem Curcumin enthielt. Zwei Kontrollgruppen bekamen Placebo-Cremes und -Kapseln. Nach 30 Tagen hatte die Creme das Virus bei fast 88 Prozent der Frauen beseitigt und auch die Kapseln erwiesen sich als wirksam, wenn auch nicht signifikant.[16] Curcumin tötete bei Gebärmutterhalskrebs, der mit HPV zusammenhing, Tumorzellen ab, indem es den Zellkern zerstörte und die Expression von zwei Krebsgenen des Virus hemmte. Die Reaktion war zeit- und dosisabhängig.[17] Offenbar ist Curcumin in verschiedenen Stadien der HPV-Infektion nützlich, von den ersten Maßnahmen bis zur späteren Tumorbehandlung.

Rift-Valley-Fieber

Das *Rift-Valley*-Fieber ist eine Virusinfektion, die hauptsächlich beim Nutzvieh beobachtet wird. Durch direkten oder indirekten Kontakt mit dem Blut oder mit Organen infizierter Tiere kann es jedoch auf Menschen übertragen werden. Bauern, Tierärzte, Schlachthofarbeiter und Hirten sind besonders gefährdet. Das Virus dringt durch verletzte Haut in den Körper ein oder es wird eingeatmet oder gelangt durch Stechmücken ins Blut. Ausbrüche wurden vor allem in Afrika südlich der Sahara berichtet, aber neuerdings sind auch Saudi-Arabien und der Jemen bedroht. Das deutet darauf hin, dass der Erreger sich ausbreitet. Die Symptome sind meist mild und grippeähnlich, aber auch Leberschäden, Lichtempfindlichkeit und Schmerzen in den Gelenken, im Hals und im Rücken kommen vor. Diese Symptome treten bis zu einer Woche lang auf, dann hat das Immunsystem die Infektion besiegt. Einige wenige Betroffene leiden an größeren Beschwerden, zum Beispiel Augenkrankheiten, Gehirnentzündung oder hämorrhagisches Fieber, das tödlich sein kann. Es gibt einen Impfstoff, der jedoch noch nicht zugelassen wurde. Manchmal wird das antivirale Medikament Ribavirin eingesetzt, dessen Wirkung aber unzureichend ist. In schweren Fällen ist unterstützende Behandlung notwendig.

Immer wieder kommt es zu Ausbrüchen des *Rift-Valley*-Fiebers, denen rasch Hunderte von Menschen zum Opfer fallen. Einheimische und Besucher in Hochrisikogebieten müssen sich vor dieser Krankheit in Acht nehmen, weil die Diagnose wegen ihrer unspezifischen Symptome bisweilen schwierig ist, vor allem im Anfangsstadium. Die Einnahme von Curcumin zur Vorbeugung – oder als Therapie, wenn die Diagnose gestellt wurde – kann dazu beitragen, das Virus aus dem Körper zu entfernen. In Zellkulturen, die mit dem Virus infiziert und dann mit Curcumin behandelt wurden, sank die Zahl der Erreger deutlich. Curcumin bindet sich an ein Protein in den infizierten Zellen und inaktiviert es. Das Virus benötigt dieses Protein für seine Replikation. In einer Studie wurden Mäuse 24 Stunden vor der Infektion und weitere drei Tage danach mit Curcumin behandelt. Diese Maßnahme hemmte die Vermehrung der Viren in der Leber der Tiere.[18]

Escherichia coli

Escherichia coli ist eine Bakterienart, die normalerweise im Darm von Menschen und Tieren lebt. Viele Stämme dieser Mikrobe sind harmlos oder sogar wichtig für die Gesundheit des Verdauungskanals. Mehrere Spezies sind jedoch Krankheitserreger und verursachen blutigen Stuhl, Infektionen der Harnwege, Anämie oder Nierenversagen. Übertragen wird der Erreger durch Kontakt mit infizierten Menschen oder Tieren und durch Nahrungsmittel oder Wasser, die mit der Bakterie verseucht sind. *E. coli* kann auch Fleisch während der Verarbeitung kontaminieren, und wenn das Fleisch nicht bei 71 °C oder mehr gekocht wird, kann die Mikrobe den Konsumenten infizieren. Manchmal geben Kühe die Bakterien im Euter an ihre Milch ab. Wenn die Milch nicht pasteurisiert wird, überleben die Keime und sind dann gefährlich. Sogar rohes Obst und Gemüse kann mit *E. coli* kontaminiert sein, wenn infizierte Menschen es berührt haben oder wenn es mit unsauberem Wasser in Berührung gekommen ist. Drei oder vier Tage nach der Infektion entwickelt sich eine Lebensmittelvergiftung und Symptome treten auf. Meist legen sich diese Symptome nach etwa einer Woche.

Eine Lebensmittelvergiftung ist äußerst unangenehm. Deshalb ist Vorbeugung wichtig. Wenn Sie Fleisch ausreichend erhitzen und pflanzliche Produkte gründlich waschen, werden Krankheitserreger entfernt. Sollten die Bakterien dennoch ins Verdauungssystem gelangen, können Kurkuma und Curcumin die Schwere und Dauer der Krankheit verringern. Curcumin fördert die Vernichtung von *E. coli*, weil es die Bildung eines Proteins anregt, das den Zelltod auslöst.[19] Außerdem beschädigt es die Membranen des Erregers, sodass der Zellinhalt austritt.[20] Das inaktiviert die Bakterie und hindert sie daran, sich zu vermehren und auszubreiten.

Listeriose

Listeriose ist eine schwere Infektion, die durch die Bakterie *Listeria monocytogenes* in Lebensmitteln verursacht wird. Diese Keime können sich in Wurst, Hotdogs, nicht pasteurisierter Milch und Weichkäse befinden. Die meisten Menschen, die mit diesen Bakterien in Kontakt kommen, erkranken nicht schwer, leiden aber an Muskelschmerzen, Kopfschmerzen, Übelkeit und Durchfall. Schwangere müssen sehr vorsichtig sein, weil *Listeria* für den Fetus und das Neugeborene lebensgefährlich ist. Menschen mit geschwächtem Immunsystem sind ebenfalls stärker gefährdet und müssen mit schweren oder gar lebensbedrohenden Komplikationen rechnen. Ohne Behandlung nimmt diese Krankheit meist ihren Lauf; aber bei Hochrisikopatienten werden gewöhnlich Antibiotika verordnet.

Die *Listeria* enthält ein porenbildendes Protein, das es der Bakterie ermöglicht, ins Zytoplasma der Zelle zu entkommen, wo sie rasch wächst und wo das menschliche Immunsystem sie nicht aufspüren kann. Mit Curcumin behandelte infizierte Zellen wehrten sich gegen dieses Protein und hinderten die Bakterien daran, ins Zytoplasma der Wirtszelle einzudringen und sich dort zu vermehren. In Tierstudien verstärkte Curcumin den Schutz vor einer *Listeria*-Infektion und half dadurch den Tieren, die Erreger aus dem Körper zu entfernen.[21] Der Konsum von Kurkuma oder Curcumin könnte helfen, die Genesung zu beschleunigen und die Symptome zu lindern.

Staphylokokken-Infektion

Es gibt mehr als 30 Arten von Staphylokokken-Infektionen. Die meisten werden von *Staphylococcus aureus (S. aureus)* verursacht. Diese Bakterien sind verantwortlich für Hautentzündungen, Lungenentzündung, Lebensmittelvergiftungen, Blutvergiftung und das toxische Schocksyndrom. Am häufigsten löst dieser Erreger Hautentzündungen aus, die in der Regel glimpflich verlaufen. Sie sehen wie Pickel, Pusteln oder Furunkel aus. Schwerere Infektionen erscheinen als geschwollene rote Ausschläge mit Eiterbildung oder Nässen. Viele Menschen beherbergen diese

Bakterien auf der Haut oder in der Nase, ohne dass Symptome auftreten. Die Bakterien gelangen durch Schnitt- oder Schürfwunden in die Haut; deshalb ist es wichtig, Wunden sauber zu halten und sich regelmäßig die Hände zu waschen. Wenn die Erreger in den Körper und ins Blut eindringen, können sie zahlreiche Organe infizieren und sogar lebensbedrohlich werden. Kleine Infektionen werde in der Regel mit Antibiotika oder der Drainage infizierter Stellen versorgt. Schwere Infektionen müssen im Krankenhaus behandelt werden. Viele Stämme sind inzwischen resistent gegen Antibiotika, daher brauchen wir neue Methoden, um diese allgegenwärtigen Keime zu bekämpfen.

Curcumin hat eine antibiotische Wirkung, auch auf *S. aureus*. Die meisten Stämme sondern ein für Zellen giftiges Protein ab, das Löcher in Zellmembranen stanzen kann und entscheidend für die Entwicklung und das Fortschreiten der Krankheit ist. Curcumin kann Membranschäden verhindern, indem es an dieses Protein bindet und es inaktiviert. In einer Studie verringerte es Schäden an Lungenzellen, die dieses Protein verursacht hatte.[22] In einer anderen Studie wurde *S. aureus* mit Curcumin behandelt und bewies dabei seine antibakterielle Aktivität, indem es die Zellmembranen der Bakterien schädigte, sodass der Zellinhalt hinausfloss.[23]

Mittelohrentzündung

Es gibt zwei Arten von Mittelohrentzündung (*Otitis media*). Die akute Mittelohrentzündung entwickelt sich schnell und geht mit Schwellung und Rötung im Ohr einher. Schmerzen, Schwerhörigkeit, Fieber, Kopfschmerzen, und Schlafstörungen sind weitere Symptome. Die Ursache sind Viren oder Bakterien, die ins Mittelohr eindringen, oft durch die eustachischen Röhren, die das Mittelohr mit dem Rachen verbinden. Krankheiten der Atemwege oder Allergien können diese Röhren blockieren; dann sammeln sich Flüssigkeiten im Mittelohr an und die Viren oder Bakterien vermehren sich. Der zweite Typ der Mittelohrentzündung wird *Otitis media mit Erguss* genannt. Dabei bleibt die Flüssigkeit selbst dann noch im Ohr, wenn die Infektion abgeklungen ist. Das Ohr fühlt sich dann voll oder schwer an und Betroffene hören schlecht. Die meisten Mittelohrentzündungen kommen bei Kindern vor. Rund 80 Prozent aller Kinder erkranken daran, bevor sie drei Jahre alt sind. Oft heilt die Infektion von selbst ab. In hartnäckigen oder schweren Fällen werden Antibiotika verordnet. Ein warmer Umschlag auf dem Ohr und rezeptfreie Schmerzmittel lindern die Schmerzen.

Eine Hauptursache der Schmerzen und Beschwerden bei einer Mittelohrentzündung ist das entzündete Gewebe hinter dem Trommelfell. Curcumin, ein bekannter Entzündungshemmer, wurde bei Ratten mit akuter Mittelohrentzündung getestet. Es linderte die Entzündung im Mittelohr ohne Nebenwirkungen. Curcumin ist also geeignet, Schwellungen und Schmerzen bei dieser Infektion zu lindern.[24]

Asthma

Asthma ist eine chronische Krankheit, bei der die Atemwege, die zu den Lungen führen, blockiert sind. Bestimmte Chemikalien oder Umweltbedingungen können die Symptome auslösen: Die Atemwege schwellen an, verengen sich und bilden zu viel Schleim. Das Atmen fällt schwer. Weitere Symptome sind unter anderem Husten, Kurzatmigkeit, pfeifende Atmung und Schmerzen in der

Brust. Jeder kann an Asthma erkranken, aber manche Menschen sind dafür genetisch anfällig. Mögliche Auslöser sind Allergene in der Umwelt und im Essen, Rauch, Umweltschmutz und Wetterwechsel. Wenn Sie lernen, was Ihre spezifischen Auslöser sind, können Sie die Krankheit besser bewältigen. Ärzte verschreiben oft Kortikosteroide und Beta-Agonisten mit Langzeitwirkung, bisweilen auch Leukotrienmodifikatoren. Rasch wirksame Beta-2-Sympathomimetika werden verordnet, um Symptome schnell zu lindern. Sie entspannen und öffnen die Atemwege.

Da sich Asthma bei Kindern und Erwachsenen in alarmierendem Tempo ausbreitet, ist es wichtiger denn je, diese Krankheit ohne übermäßige Anwendung von Medikamenten in den Griff zu bekommen. Curcumin ist ein vielversprechendes Mittel gegen Asthma. Bei Meerschweinchen wurden in einer Studie künstlich Asthmasymptome ausgelöst. Als die Tiere während dieses Prozesses mit Curcumin behandelt wurden, fiel die übliche heftige Reaktion auf Histamin deutlich schwächer aus. Histamin ist eine Verbindung, die Teil des Immunsystems ist und die Aufgabe hat, den Körper von Allergenen zu befreien. Wird es ausgeschüttet, löst es eine Entzündung an der Reaktionsstelle aus, bei Asthma in den Lungen. Eine andere Gruppe von Meerschweinchen bekam Curcumin, nachdem die Atemwege bereits entzündet und verengt waren. Daraufhin ging die Schwellung deutlich zurück.[25] Kurkuma könnte also ein wirksames Mittel sein, Asthmasymptome zu lindern.

Bronchitis

Bei dieser Erkrankung der Atemwege entzündet sich die Schleimhaut der Bronchien. Kälte und andere Infektionen der Atemwege können die Ursache einer akuten Bronchitis sein.

Dabei schwellen die Schleimhäute an und die Atemwege verengen sich. Die chronische Bronchitis ist eine ernstere Krankheit, weil die Bronchien ständig entzündet sind. Die Ursache ist oft das Rauchen. Betroffene haben Hustenanfälle und husten oft Schleim aus. Weitere Symptome sind Schmerzen in der Brust, Fieber, Schüttelfrost und Erschöpfung. Eine akute Bronchitis heilt häufig von selbst aus, während die chronische Bronchitis oft Hustenmedikamente, Asthma-Inhalatoren oder, wenn eine bakterielle Infektion vermutet wird, Antibiotika erfordert.

Bei Erwachsenen und älteren gesunden Kindern löst das respiratorische *Synzytial*-Virus leichte Erkältungssymptome aus. Bei Babys und Kleinkindern ist es jedoch die Hauptursache für Bronchitis. Atembeschwerden sind für Eltern ein Alarmzeichen und jagen Kindern Angst ein. Curcumin hindert das Virus daran, sich zu vermehren und in den Epithelzellen einzunisten. Diese Zellen bilden die oberste Schutzschicht der Nasenschleimhaut. Eine toxische Wirkung auf Zellen wurde dabei nicht beobachtet.[26] Mit Curcumin wird Bronchitis bei Kindern behandelt. Allerdings ist es nicht ratsam, Kindern, die jünger als acht Monate sind, Gewürze zu verabreichen. Sie sollten Kurkumamilch trinken, um Curcumin aufzunehmen.

Heiße Kurkumamilch für Kinder

- 240 ml Milch
- 3 mm frische Kurkumawurzel, geschält
- 3 mm frische Ingwerwurzel, geschält
- 1 EL Rohhonig (Alternativ für Kinder unter 12 Monaten: Ahorn- oder Reissirup, Agaven-, Birnen- oder Apfeldicksaft
- 1 Prise schwarzer Pfeffer
- 1 Prise Zimt (optional)

Alle Zutaten in einer Küchenmaschine oder in einem Mixer vermengen, bis die Wurzeln püriert sind. In einen Kochtopf gießen und erhitzen. Erwachsene verwenden jeweils 1,25 Zentimeter lange Wurzelstücke.

Chronisch obstruktive Lungenerkrankung

Diese Krankheit wird von einer chronischen Entzündung der Lungen verursacht, die die Atemwege verengt und das Atmen erschwert. Die beiden wichtigsten Folgen sind das Emphysem, bei dem die Lungenbläschen beschädigt sind, und Bronchitis, bei der die Auskleidung der Bronchien entzündet ist und zu viel Schleim absondert. Viele Patienten haben längere Zeit Substanzen eingeatmet, die die Lungen reizen. Rauchen ist die Hauptursache der chronisch obstruktiven Lungenerkrankung (COPD *chronic obstructive pulmonary disease*). Häufige Symptome sind Kurzatmigkeit, Enge in der Brust, pfeifende Atmung und chronischer Husten. Diese Krankheit ist progressiv, das heißt, sie verschlimmert sich im Laufe der Zeit. In leichten Fällen genügt es, das Rauchen einzustellen. Manchmal sind Medikamente notwendig, um die Muskeln der Atemwege zu entspannen und die Entzündung zu lindern. Eine Sauerstofftherapie kann die Lungen mit zusätzlichem Sauerstoff versorgen. Es gibt tragbare Geräte, die Erkrankte auch außerhalb des Hauses benutzen können. In schweren Fällen empfiehlt sich eine Operation, um Teile der erkrankten Lungen zu entfernen. Bisweilen kommt sogar eine Lungentransplantation in Betracht.

Oxidativer Stress kann eine Entzündung der Lungen auslösen und die Atmung der COPD-Patienten erschweren. Zudem verringert dieser Stress die Wirkung der inhalierten Kortikosteroide, die die Atemwege weiten sollen. Curcumin regt nachweislich die Aktivität eines Enzyms an, das benötigt wird, damit diese Medikamente effektiv sind.[27] Oxidativer Stress hemmt oft die Bildung dieses Enzyms. Bei COPD-Patienten können Kurkuma oder Curcumin die Wirkung der Kortikosteroide steigern und dadurch das Atmen erleichtern.

Halsentzündung

Eine Halsentzündung ist eine häufige bakterielle Infektion des Rachenraumes und der Rachenmandeln. Die Symptome treten sehr plötzlich auf: ein entzündeter, geröteter Rachen mit weißen Flecken oder winzigen roten Flecken im hinteren Gaumen, oft begleitet von Fieber, empfindlichen Lymphknoten und Kopfschmerzen. *Streptococcus pyogenes,* auch Gruppe-A-*Streptococcus* genannt, ist für diese ansteckende Infektion verantwortlich. Sie wird übertragen, wenn ein Gesunder mit kontaminierter Luft Tröpfchen einatmet, die ein Infizierter ausgehustet oder ausgeniest hat. Auch durch Speisen und Getränke ist eine Übertragung möglich. Selbst durch das Berühren von Flächen kann man sich mit den Bakterien infizieren, sofern man danach den Mund, die Nase oder die Augen berührt. Nach der Infektion dauert es zwei bis fünf Tage, bis Symptome auftreten. Solange Symptome vorhanden sind, ist die Infektion ansteckend. Ärzte verordnen orale Antibiotika, um die Dauer der Krankheit zu verkürzen, die Gefahr einer Ausbreitung der Infektion auf andere Körperteile zu verringern und Kontaktpersonen vor einer Ansteckung zu schützen.

Curcumin ist ein wirksames antibakterielles Mittel gegen *Streptococcus pyogenes*, das dazu beiträgt, eine Infektion zu heilen.

Es arbeitet synergistisch mit üblichen Antibiotika, zum Beispiel Ciprofloxacin, Gentamicin, Vancomycin und Amikacin.[28] Die Symptome einer Halsentzündung klingen dann schneller ab und kleinere Antibiotikadosen sind möglicherweise ebenso wirksam wie größere. Kurkuma wirkt ebenfalls entzündungshemmend und hilft, Schwellungen und Schmerzen zu lindern und die Bakterien zu vernichten.

Gurgelwasser mit Kurkuma

- 1 TL gemahlene Kurkuma
- 240 ml Wasser mit ½ bis 1 TL Salz

Kurkuma in eine Tasse Salzwasser geben und damit alle paar Stunden gurgeln.

Gingivitis

Die Gingiva ist der Teil des Zahnfleisches, der die Basis der Zähne umhüllt. Wenn sie sich entzündet, sprechen wir von *Gingivitis*. Das Zahnfleisch neigt dann zu Blutungen und Schwellungen und rötet sich. Es beginnt sich zurückzuziehen und ein Zahnverfall setzt ein. *Gingivitis* entsteht, wenn sich unter und über der Zahnfleischlinie eine harte Plaque, Zahnstein genannt, bildet. Diese Plaque enthält zahlreiche Bakterien und diese setzen die Infektion in Gang. Plaque entsteht täglich an den Zähnen, aber sie lässt sich mit der Zahnbürste und mit Zahnseide leicht entfernen. Wenn man wartet, bis sie hart wird, ist sie viel schwerer zu beseitigen. Diese Krankheit kommt häufig vor und die Symptome sind oft mild. Deshalb wissen die meisten Menschen nicht, dass sie erkrankt sind. Professionelle Zahnreinigung ist notwendig, gefolgt von guter Mundhygiene zu Hause.

Kurkuma eignet sich auch als antibakterielle Komponente in einer Mundspülung. Das Pulver hindert Bakterien daran, sich im Mund zu vermehren, und beugt dadurch der Plaque- und Zahnsteinbildung vor. Im Rahmen einer Studie wurde eine Kurkuma-Mundspülung mit einer antibakteriellen kommerziellen Mundspülung verglichen, die nachweislich Bakterien eindämmt und Schwellungen, Rötung und Blutungen lindert. Beide Spülungen vernichteten Bakterien in etwa gleichem Umfang.[29] Das lässt darauf schließen, dass Kurkuma neben der Zahnbürste und der Zahnseide verwendet werden kann, um *Gingivitis* wirksam und preiswert unter Kontrolle zu bringen.

Kurkuma-Mundspülung

- 240 ml Wasser
- 5 g gemahlene Kurkuma
- 2 Knoblauchzehen
- 2 getrocknete Guavenblätter

1. Kurkuma mit dem Knoblauch und den Guavenblättern im Wasser kochen.[30]
2. Wenn die Lösung sich auf eine angenehme Temperatur abgekühlt hat, eine kleine Menge im Mund herumschwenken. Das lindert Schmerzen sofort.

Parodontitis

Eine gute Mundhygiene ist äußerst wichtig, um *Parodontitis* zu verhindern. Das ist eine ernste Erkrankung, bei der sich das Zahnfleisch von den Zähnen zurückzieht und Taschen bildet, in denen sich Bakterien ansiedeln, die dann Entzündungen auslösen. Die Taschen werden tiefer, sodass sich mehr Bakterien ansammeln können. Dadurch verschlimmert sich die Entzündung und es kommt zu einer Infektion. Schließlich werden das Zahnfleisch, das Gewebe und der Kieferknochen zerstört und die Zähne fallen aus oder müssen gezogen werden. Achten Sie auf geschwollenes, berührungsempfindliches rotes Zahnfleisch. Zwischen den Zähnen können sich neue Lücken bilden und vielleicht fühlen sich die Zähne allmählich locker an. Wenn das geschieht oder wenn das Zahnfleisch sich zurückzieht oder wenn zwischen Zähnen und Zahnfleisch Eiter sichtbar ist, müssen Sie sofort zum Zahnarzt gehen, damit er die Krankheit zum Stillstand bringt.

Das Wachstum verschiedener Bakterienstämme, die häufig für die Entstehung einer *Parodontitis* verantwortlich sind, wurde in einer Studie von Curcumin in dosisabhängigem Umfang gehemmt. Benötigt wurden nur sehr kleine Mengen Curcumin, um die Bildung von Biofilmen auf den Zähnen zu verhindern. *Porphyromonas gingivalis*, die häufigste Ursache der chronischen *Parodontitis*, wurde um mehr als 80 Prozent reduziert.[31] Bürsten Sie die Zähne mit Kurkuma (die Zähne färben sich überraschenderweise nicht gelb) oder geben Sie Kurkuma in ein Mundwasser, um die Vermehrung von Bakterien zu hemmen und Zahnfleischerkrankungen vorzubeugen. Das sollte Teil Ihrer täglichen Mundhygiene werden. (Siehe Kurkuma-Mundspülung, Seite 34).

Candidose

Candidose oder *Candidiasis* ist eine Infektion, die vom Hefepilz *Candida* verursacht wird. Es gibt mehr als 20 *Candida*-Spezies, die Menschen infizieren können. Die Häufigste ist *Candida albicans.* Diese Hefepilze leben normalerweise auf der Haut und auf den Schleimhäuten und sind meist harmlos. Wenn sich jedoch im Körper ein Milieu entwickelt, das die Vermehrung des Pilzes fördert, kann es zu Infektionen des Mundes, der Vagina, der Harnwege, der Haut oder des Magens kommen. Die häufigsten Ursachen dafür sind bestimmte Medikamente, Schwangerschaft, bakterielle Infektionen, Übergewicht und ein überlastetes Immunsystem. Vaginale Hefeinfektionen, weiße Wunden auf der Zunge oder an der Innenseite der Wangen, schmerzhafte Risse an den Mundwinkeln und verkrustete Hautausschläge an den Fingern, an den Zehen oder in der Leiste sind Symptome der *Candidose.*

Antipilzmittel *(Antimykotika)* werden meist bis zu zwei Wochen lang eingesetzt. Beliebte ergänzende Maßnahmen sind Probiotika und der Verzicht auf Zucker und hefehaltige Nahrungsmittel. Diesen alternativen Methoden kann man Curcumin, täglich eingenommen, hinzufügen. Die pilztötende Wirkung des Curcumins hat eine Studie nachgewiesen, die 14 verschiedene *Candida*-Stämme untersuchte, darunter auch *Candida albicans.*[32] Es war nicht so wirksam wie Fluconazol (mit dem man Pilzinfektionen verhindert und behandelt), aber es ist mit Sicherheit nützlich in Verbindung mit diesem Medikament und ermöglicht eine niedrigere Dosierung dieses Mittels.

Allergien

Allergien können auftreten, wenn im Frühling Pollen in der Luft schweben, wenn sich im Haus von Freunden die niedliche Katze an Ihrem Bein reibt oder wenn Sie in Ihrem Lieblingsrestaurant ein köstliches Fischgericht gegessen haben. Allergische Reaktionen können Reizungen auslösen, die mit einer verstopften Nase, wässrigen Augen oder Kopfschmerzen einhergehen. Mitunter sind die Folgen aber so schwer, dass sie lebensbedrohlich werden. Das geschieht, wenn das Immunsystem auf eine Substanz reagiert, die durch die Luft wirbelt, von der Haut absorbiert wird oder mit dem Essen in den Körper gelangt. Für die meisten Menschen sind diese Substanzen kein Problem, doch das Immunsystem von Allergikern betrachtet die auslösende Chemikalie als Eindringling und greift sie an. Es produziert spezifische Antikörper für jedes Allergen, das es als schädlich identifiziert. Dann wird jedes Mal, wenn Betroffene mit diesem Allergen in Kontakt kommen, die allergische Reaktion ausgelöst.

Allergien sind nicht heilbar, aber es gibt viele rezeptfreie und rezeptpflichtige Mittel, die Symptome lindern, darunter Antihistaminika, abschwellende Tropfen und Sprays sowie Kortikosteroide. Mögliche Nebenwirkungen sind unter anderem Schwindel, Bluthochdruck, Schlafstörungen, Reizbarkeit, eingeschränkter Harnfluss, Ödeme und Gewichtszunahme. Offenbar kommen Betroffene dadurch vom Regen in die Traufe.

Kurkuma wird traditionell zur Behandlung von Allergien verwendet. In einer Studie mit Mäusen, die an Nahrungsmittelallergie litten, besserten sich die Allergiesymptome deutlich, wenn die Tiere Kurkuma erhielten – nicht aber, wenn sie Curcumin bekamen. Die Rektaltemperatur und die anaphylaktische Reaktion gingen zurück. Curcumin allein hatte nur eine geringe Wirkung, was darauf hindeutet, dass andere Verbindungen in der Kurkuma für das positive Ergebnis verantwortlich waren.[33] Curcumin kann jedoch die Reaktion auf Umweltallergene lindern. Bei allergischen Asthmatikern, die man mit Hausstaubmilben traktierte, hemmte Curcumin die Bildung von Zytokinen, die bei der Produktion von Antikörpern und bei Entzündungen der Atemwege eine Rolle spielen.[34] Bei Patienten mit Heuschnupfen, denen man zwei Monate lang entweder ein Placebo oder Curcumin verabreichte, linderte das Curcumin laufende und verstopfte Nasen und das Niesen.[35] Offenbar verringert Curcumin die Symptome von Umweltallergien erheblich, während Kurkuma bei Nahrungsmittelallergien wirksamer ist.

Alzheimer

Die Alzheimer-Krankheit, eine Form der Demenz, ist eine fortschreitende und irreversible Gehirnstörung. Sie kann mit Gedächtnisschwäche beginnen und dazu führen, dass Betroffene herumirren, immer wieder die gleichen Fragen stellen und an Persönlichkeits- und Verhaltensstörungen leiden. Wenn die Krankheit fortschreitet, verschlimmern sich die Gedächtnisschwäche und die Verwirrung. Dann fällt es den Erkrankten schwer, Freunde und Angehörige zu erkennen, komplexe Aufgaben zu lösen und mit neuen Situationen fertigzuwerden. Im Spätstadium schrumpft das Gehirngewebe erheblich und die Kommunikation wird schwierig. Alzheimer-Patienten werden mit der Zeit pflegebedürftig und häufig bettlägerig. Die Symptome beginnen meist mit Mitte 60, komplexe Veränderungen im Gehirn bisweilen Jahre früher. Ärzte ermuntern die Patienten, sich auf die geistigen Fähigkeiten zu konzentrieren und Verhaltensstörungen in den Griff zu bekommen. Es sind mehrere Medikamente für die Behandlung dieser Symptome zugelassen.

In einer sechs Monate dauernden Pilotstudie wurde Patienten Curcumin verabreicht. Daraufhin nahm die Menge der Amyloid-Beta-Peptide im Gehirn zu, verglichen mit der Placebogruppe, die kein Curcumin bekam.[36] Das Aβ-Peptid besteht aus den Aminosäuren, die im Gehirn von Alzheimer-Patienten eine Plaque bilden. Diese Plaque vernichtet Nervenzellen und stört Gehirnfunktionen. Die Studie deutet darauf hin, dass Curcumin Aβ-Ablagerungen im Gehirn einsammelt und ans Blut abgibt, das sie dann Ausscheidungsorganen zuführt. Die Beseitigung der Ablagerungen, die für die Alzheimer-Symptome verantwortlich sind, könnte eine sichere Methode sein, diese Krankheit zu verhindern oder sogar zu heilen.

Enzephalopathie

Diese Krankheit stört die Funktion oder Struktur des Gehirns und verändert den Geisteszustand. Sie kann eine Komplikation des Diabetes sein und entsteht in diesem Fall, wenn der Blutzuckerspiegel zu stark fällt oder zu stark steigt und dadurch die Nerven im Gehirn schädigt. *Enzephalopathie* beeinflusst den mentalen und physischen Zustand des Gehirns und kann dadurch Verwirrung, Gedächtnisverlust, Lethargie, Persönlichkeitsveränderungen, Koordinationsstörungen, Tremor (Zittern) und Krampfanfälle auslösen. Jeder Fall ist einzigartig, deshalb ist die Behandlung bei jedem Menschen anders. Wenn die Symptome es nahelegen, werden Medikamente gegen Demenz oder Alzheimer verordnet.

Ein normaler Blutzuckerspiegel ist sehr wichtig, um Nervenschäden im Gehirn zu vorzubeugen. Bei diabetischen Ratten linderte Curcumin den kognitiven Verfall, den oxidativen Stress und Entzündungen im Gehirn deutlich.[37] Man kann Curcumin im Rahmen einer Diabetestherapie anwenden, um eine diabetische *Enzephalopathie* zu verhindern und zu behandeln.

Epilepsie

Die Epilepsie ist eine Störung des Zentralnervensystems, also auch der Nervenfunktion im Gehirn. Nervengruppen senden falsche Signale und die Folge ist ein Krampfanfall. Manche Anfälle sind schwach und bleiben vielleicht unbemerkt, andere gehen mit heftigen Muskelkontraktionen und Bewusstlosigkeit einher. Affektive Störungen und Wahrnehmungsstörungen kommen häufig vor und können für kurze Zeit zu sonderbaren Verhaltensweisen führen. Bei manchen Arten von Epilepsie spielen die Gene eine Rolle. Betroffene reagieren dann empfindlicher auf bestimmte Reize, die Krampfanfälle hervorrufen können. Gehirnschäden und Kopfverletzungen können ebenfalls eine Epilepsie verursachen, doch bei etwa der Hälfte der Patienten lässt sich keine Ursache ermitteln. Ärzte behandeln die Epilepsie meist mit Medikamenten, um die Häufigkeit und Intensität der Anfälle zu lindern. Diese Medikamente haben jedoch zahlreiche Nebenwirkungen, von leichter Müdigkeit bis zu ernsten Suizidgedanken und entsprechenden Verhaltensweisen. Manchmal ist eine Operation angezeigt, aber auch sie ist mit Risiken verbunden.

Stickoxid spielt möglicherweise eine wichtige Rolle bei der Epilepsie, weil es im Zentralnervensystem als Botenstoff dient und die Gehirnfunktion moduliert. Zu viel Stickoxid im Gehirn ist toxisch. Eine Senkung des Stickoxidspiegels bei epileptischen Ratten erwies sich als krampflösend.[38] Als man Ratten mit künstlich erhöhtem Stickoxidspiegel Curcumin verabreichte, normalisierte sich der Stickoxidgehalt des Gehirns, wahrscheinlich dank der antioxidativen Wirkung des Curcumins. Curcumin verringerte das Absterben von Zellen erheblich und kann daher verwendet werden, um das Gehirn vor einer Schädigung durch Stickoxid zu schützen.[39]

Multiple Sklerose

Multiple Sklerose (MS) entsteht, wenn das Immunsystem auf die Schutzhülle der Nervenfasern im Zentralnervensystem und auf die Nerven selbst abnorm reagiert. Teile der Nerven werden geschädigt und die Signale zwischen dem Gehirn und dem Rückenmark unterbrochen. Die Ursache der Krankheit ist noch unbekannt, doch Mediziner nehmen an, dass Umwelteinflüsse sie bei genetisch anfälligen Menschen auslösen. Meist wird die Multiple Sklerose im Alter von 20 bis 50 Jahren diagnostiziert, und zwar viel öfter bei Frauen als bei Männern. Am häufigsten kommt die schubförmig-remittierende MS vor. Rückfälle mit neuen Symptomen lösen sich mit Perioden der Remission ab, in denen einige oder alle Symptome verschwinden. Oft entwickelt sich daraus eine sekundär progrediente MS, bei der die Symptome mit der Zeit immer heftiger werden. Remissionen sind dennoch möglich, aber sie treten nicht bei allen Patienten auf. Im letzteren Fall spricht man von primärer progredienter MS. Die Symptome sind bei den Erkrankten unterschiedlich. Häufig leiden sie an Taubheitsgefühlen, Sehstörungen, Doppeltsehen, Koordinationsstörungen, Zittern (Tremor) und undeutlicher Sprache. Es gibt kein Heilmittel für Multiple Sklerose. Die Behandlung zielt darauf ab, das Fortschreiten der Krankheit zu verlangsamen und die Symptome in den Griff zu bekommen. Kortikosteroide sind die bevorzugten Medikamente, um die Nervenentzündung zu lindern. Nebenwirkungen sind Bluthochdruck, Stimmungsschwankungen und Schlafstörungen.

Curcumin wurde getestet, weil es Entzündungen hemmt und die Symptome der MS lindert. Bei Mäusen hemmte Curcumin in einer Studie ein wichtiges Molekül, das zur Schädigung der Nervenschutzhülle beiträgt.[40] Diese Schutzschicht und die darunter liegenden Fasern bleiben dann unversehrt und arbeiten weiter normal. Das deutet darauf hin, dass Curcumin das Fortschreiten der MS verlangsamen und Patienten im Stadium der Remission festhalten könnte.

Parkinson-Krankheit

Diese progressive Störung des Zentralnervensystems kann zu Zittern, Steifheit, langsamen Bewegungen und Gleichgewichtsverlust führen. Die Nervenzellen im Gehirn werden geschädigt und der Dopaminspiegel sinkt. Die Folge ist eine abnorme Gehirnaktivität mit den genannten Symptomen. Die Ursache der Krankheit ist weitgehend unbekannt, aber man glaubt, dass eine genetische Veranlagung zusammen mit Umweltfaktoren eine Rolle spielt. Wenn die Krankheit fortschreitet, treten kognitive Störungen auf, bisweilen auch Schlafstörungen, Depressionen, Verstopfung, Erschöpfung oder Blasenprobleme. Parkinson ist nicht heilbar, aber es gibt Medikamente, die Symptome lindern, indem sie das Dopamin im Gehirn ersetzen oder den Dopaminspiegel steigern. In einigen fortgeschrittenen Fällen kann eine Operation angezeigt sein, bei der Elektroden in einen spezifischen Teil des Gehirns eingeführt werden, um die Symptome zu lindern. Sport, Physiotherapie und Sprachtherapie werden häufig empfohlen.

Freie Radikale werden ebenfalls mit Parkinson in Verbindung gebracht. Dabei handelt es sich um ungeladene Moleküle, die hochreaktiv sind und in Zellen eine zerstörerische Kettenreaktion auslösen. Antioxidantien neutralisieren freie Radikale und schützen die Zellen vor Schäden. Curcumin ist ein Antioxidant. Eine Studie mit Ratten zeigte, dass es bei einer Parkinson-Krankheit die Neuronen schützt und den Dopaminspiegel, der mit dem Fortschreiten der Krankheit langsam sinkt, in dem Teil des Gehirns erhöht, der für automatische Bewegungen und geistige Prozesse zuständig ist.[41] Das könnte der Entwicklung oder Verschlimmerung von Symptomen vorbeugen.

Schizophrenie

Schizophrenie ist eine schwere psychische Erkrankung, die das Denken, Handeln und Fühlen eines Menschen beeinflusst. Das heißt nicht, dass Betroffene multiple Persönlichkeiten besitzen oder gewalttätig sind. Aber Schizophrene leiden möglicherweise an Halluzinationen, Wahnvorstellungen und kognitiven Störungen. Manche kapseln sich sozial und emotional ab oder versinken in Apathie. Ein Prozent der weltweiten Bevölkerung leidet an dieser Krankheit. Sie wird meist in den späten Teenagerjahren bis Anfang 30 diagnostiziert. Mögliche Ursachen sind Erbanlagen, Virusinfektionen, Immunstörungen, chemisches Ungleichgewicht im Gehirn und die Bildung krankhafter Fasertrakte, die Gehirnstrukturen miteinander verbinden, während der Entwicklung des Fetus. Da die Symptome unspezifisch sind, ist eine Diagnose mitunter schwierig. Sobald sie aber gestellt ist, kann die Behandlung beginnen. Rehabilitationsprogramme helfen den Betroffenen, sich wieder in die Gesellschaft zu integrieren und ein unabhängiges und ausgeglichenes Leben zu führen. Antipsychotische Medikamente tragen dazu bei, die Symptome abzuschwächen, indem sie biochemische Störungen im Gehirn lindern. Sie lösen allerdings Nebenwirkungen aus, zum Beispiel Mundtrockenheit, Schwindel, Zittern und unwillkürliche Muskelbewegungen.

Tardive Dyskinesie ist eine der Nebenwirkungen antipsychotischer Medikamente. Der chronische Gebrauch dieser Arzneimittel kann zu unwillkürlichen, steifen, ruckartigen Bewegungen des Gesichts und des Körpers führen. Einer der Faktoren, die diese Reaktion auslösen, ist oxidativer Stress. Curcumin ist ein starkes Antioxidans, das in einer Studie mit Ratten getestet wurde. Die Tiere erhielten längere Zeit antipsychotische Medikamente, die Nebenwirkungen hervorriefen: Herausstrecken der Zunge, Kauen ohne Futter im Mund und Mundzuckungen. Die Wirkung des Curcumins war dosisabhängig. Es verringerte die oxidativen Schäden im Gehirn und machte die Abnahme der Neurotransmitter Dopamin, Serotonin und Norepinephrin rückgängig, die die Reaktion eines Tieres oder Menschen auf Reize verändert.[42]

Atherosklerose

Wenn sich an den Innenwänden der Arterien eine Plaque bildet, ist Atherosklerose die Folge. Diese Plaque besteht aus Cholesterin, Fett, Kalzium, zellulären Abfallprodukten und Fibrin, einem Protein, das an der Blutgerinnung beteiligt ist. Die Plaque wird mit der Zeit dicker, die Arterienwände verhärten sich und die Blutgefäße werden enger, sodass der Körper weniger sauerstoffreiches Blut erhält. Betroffen sind auch Arterien, die das Herz, das Gehirn, die Arme und Beine, die Nieren und das Becken versorgen. Wenn ein Stück Plaque abbricht und in einen anderen Körperteil befördert wird, kann es in einem kleinen Blutgefäß hängenbleiben und die Durchblutung dieses Körperteils blockieren. Manchmal bilden sich auf der Oberfläche der Plaque Gerinnsel und verstopfen eine Arterie vollständig. Wenn diese Arterie zum Herzen führt, ist ein Herzinfarkt die Folge; wenn sie zum Kopf führt, droht ein Schlaganfall.

Atherosklerose kann schon in der Kindheit beginnen, tritt jedoch meist später im Leben auf. Rauchen, sitzende Lebensweise, Bluthochdruck, ungesunde Ernährung und ungünstige Gene sind Risikofaktoren. Häufig sind eine Umstellung der Lebensweise und eine langfristige medizinische Behandlung notwendig, um Schäden zu minimieren und diese Krankheit in den Griff zu bekommen.

Die Oxidation des LDL-Cholesterins (LDL steht für *low density lipoprotein*, deutsch »Lipoprotein niedriger Dichte«) trägt zur Entwicklung der Atherosklerose bei. In einer Studie verringerte ein Kurkumaextrakt die Anfälligkeit für LDL-Oxidation bei Kaninchen und schützte sie vor den Folgen der Krankheit.[43] Im Rahmen einer anderen Studie wurde dem Futter von Mäusen eine geringe Dosis Curcumin beigemischt, die sie vier Monate lang erhielten. Curcumin hemmte die Bildung einer Plaque an den Arterienwänden der Tiere.[44] Kurkuma verhindert also offensichtlich die Plaquebildung an Arterienwänden sehr effektiv und verlangsamt oder verhindert das Fortschreiten dieser potenziell tödlichen Krankheit.

Kardiomyopathie

Diese Krankheit führt dazu, dass der Herzmuskel größer, steif und dick wird. Die Herzwände und Herzkammern (Ventrikel) werden schwächer und es fällt dem Herzen schwerer, Blut zu pumpen. Bei manchen Menschen treten keine Symptome auf und sie brauchen keine Behandlung; andere leiden an Kurzatmigkeit, Erschöpfung, Schwindel, unregelmäßigem Herzschlag, Schmerzen in der Brust oder Schwellungen an den Armen und Beinen, am Bauch oder an den Knöcheln. Es gibt verschiedene Formen von *Kardiomyopathien*. Die häufigste ist die *hypertrophe Kardiomyopathie*, von der einer von 500 Menschen betroffen ist. Sie kann eine Erbkrankheit sein oder sich mit der Zeit als Komplikation des Alterungsprozesses, einer Herzkrankheit oder eines Diabetes entwickeln. Andere Arten der *Kardiomyopathie* sind die Folge einer Fehlernährung, eines Alkohol- oder Drogenmissbrauchs, bestimmter Infektionen oder eines Problems während der Schwangerschaft. Die Behandlung hängt vom Typ und von der Schwere der Krankheit ab und schließt Medikamente, nichtchirurgische Prozeduren, Implantate oder gar eine Herzverpflanzung ein.

Die Behandlung zielt darauf ab, die Symptome in den Griff zu bekommen, einer Verschlimmerung vorzubeugen und die Gefahr von Komplikationen zu verringern. Curcumin ist ein starkes Antioxidans; es verringert die oxidative Belastung, die den Herzmuskel schädigt. Bei diabetischen Ratten, die einen Monat lang Curcumin erhielten, verringerten sich die oxidativen Schäden im Herzen und die Menge bestimmter Enzyme, die Entzündungen fördern und zu Anomalien der Blutgefäße führen.[45] Eine andere Studie mit diabetischen Ratten zeigte, dass Curcumin die Zunahme molekularer Marker hemmt, die ein Anzeichen für eine Herzerweiterung sind. Diese Wirkung war bei der Kontrollgruppe, die kein Curcumin bekam, nicht zu beobachten.[46] Die tägliche Einnahme von Curcumin kann oxidativen Stress lindern und vielleicht helfen, Herzmuskelschäden bei dafür anfälligen Menschen vorzubeugen.

Brustkrebs

Brustkrebs beginnt, wenn die Zellen der Brust ungezügelt wachsen und einen Tumor bilden. Tumoren werden zu Krebs, wenn sie wachsen und sich in andere Körperteile ausbreiten.

Das kommt bei Frauen viel öfter vor, aber auch Männer können Brustkrebs bekommen. Eine Mammografie kann Tumoren aufspüren, noch bevor Symptome auftreten. Wird Brustkrebs nicht früh erkannt, kann es zu blutigen Absonderungen aus der Brustwarze kommen oder die Form oder Struktur der Brust verändert sich. Der Tumor ist als Knoten ertastbar und wird meist mit Strahlen- oder Chemotherapie behandelt oder operativ entfernt.

Dies ist die am häufigsten vorkommende Krebsart bei Frauen. Deshalb ist es äußerst wichtig, neue und wirksame Therapien zu finden, um die Überlebensrate zu vergrößern. Natürliche Produkte wie Curcumin sind unbedenkliche und effektive Mittel im Kampf gegen Brustkrebs. Die Wirkung des Curcumins wurde erst kürzlich im Rahmen einer Studie untersucht. Curcumin erwies sich als giftig für die Krebszellen und vernichtete sie sogar, wobei die Dauer der Einnahme und die Dosis eine Rolle spielten.[47] Curcumin ist nachweislich hilfreich bei der Brustkrebstherapie, sowohl allein als auch in Verbindung mit anderen Behandlungen.

Hautkrebs

Diese häufige Krebsart bezeichnet das krankhafte Wachstum von Hautzellen aufgrund einer Mutation, die Zellen veranlasst, zu wuchern und Tumoren zu bilden. Hautkrebs entsteht meist auf den Hautpartien, die der Sonne ausgesetzt sind, aber er kann auch an Stellen auftreten, die vor den schädlichen UV-Strahlen geschützt sind. Oft sind die UV-Strahlen die Ursache dieses Krebstyps. Weitere mögliche Ursachen sind toxische Chemikalien und ein geschwächtes Immunsystem.

Es gibt drei Hautkrebstypen. Das Basalzellenkarzinom tritt meist im Gesicht und am Hals auf und sieht aus wie ein wächserner Knoten oder eine Narbe. Das verhornte Plattenepithelkarzinom bildet sich vor allem auf Hautpartien, die der Sonne ausgesetzt sind, und sieht aus wie ein rotes Knötchen oder eine flache Wunde mit einer schuppigen, verkrusteten Oberfläche. Melanome können überall auftreten und sehen aus wie große bräunliche Flecken mit dunkleren Flecken oder dunklen Wunden an den Händen, Füßen oder Schleimhäuten. Leberflecke, die ihre Farbe oder Größe verändern oder einen unregelmäßigen Rand haben, können ein Melanom sein. Operationen, Strahlentherapie oder Cremes sind konventionelle Behandlungsformen.

Curcumin hat eine krebshemmende Wirkung und eignet sich als Teil einer Therapie, die Hautkrebs zerstören soll. Es reguliert biologische Signalwege, die Melanomzellen daran hindern, in andere Gewebe einzudringen, sodass der Krebs lokal bleibt. Zudem fördert es das Absterben von Melanomzellen.[48] In einer Studie wurde Curcumin mit einem Gen gebündelt, das ein Protein kodiert, dessen wichtigste Aufgaben das Zellwachstum und die Auflösung von Zellen sind. Dieses Produkt wurde Mäusen durch *Iontophorese* (Einbringen von Partikeln durch die Haut mithilfe eines elektrischen Feldes) verabreicht. Es hemmte die Ausbreitung von Tumoren deutlich. Diese Methode war ebenso wirksam wie das Einbringen der Bestandteile in den Tumor.[49]

Lungenkrebs

Die Lungen versorgen den Körper jedes Mal, wenn wir einatmen, mit Sauerstoff und geben jedes Mal, wenn wir ausatmen, Kohlendioxid ab. Raucher, Passivraucher sowie Menschen, die ständig Umweltgiften ausgesetzt sind oder in deren Familie Lungenkrebs vorgekommen ist, sind gefährdet. Rauchen ist in den USA die häufigste Ursache für Lungenkrebs, und die meisten Krebstoten waren Raucher.

Lungenkrebs entsteht nur, wenn die Zellen der Lungenschleimhäute geschädigt sind. Nach einiger Zeit arbeiten sie nicht mehr normal und Krebs kann die Folge sein. Es gibt zwei Hauptarten von Lungenkrebs: Kleine Tumoren, die sich rasch ausbreiten, machen bis zu 15 Prozent aller Lungenkrebsfälle aus; größere Tumoren, der häufigste Typ, werden bei rund 85 Prozent aller Patienten diagnostiziert. Im Frühstadium treten nur wenige Symptome auf; doch wenn der Krebs sich ausbreitet, kann er zu chronischem Husten, Bluthusten, pfeifender Atmung, Schmerzen in der Brust und Kopfschmerzen führen. Häufig wird der Lungenkrebs mit Chemotherapie, Strahlentherapie und Operationen behandelt.

Curcumin ist als krebshemmend bekannt. Zusammen mit Quercetin, einer anderen Verbindung in der Kurkuma, wurde es auf seine Fähigkeit untersucht, Mäuse vor den Folgen des Lungenkrebses zu schützen. Forscher haben diese *Phytochemikalien* Mäusen mit künstlich hervorgerufenem Lungenkrebs im Trinkwasser verabreicht und festgestellt, dass die Fettperoxidation und die Menge der reaktiven Sauerstoffspezies (ROS) abnahm, während die Menge der wichtigen Antioxidantien zunahm.[50] Diese Veränderungen schützen die Zellen vor Schäden und hemmen das Fortschreiten des Krebses. Curcumin ist ein billiges und wirksames Mittel, um Lungenkrebs bei gefährdeten Menschen zu verhindern oder seine Ausbreitung zu verlangsamen.

Prostatakrebs

Dieser Krebs entsteht in der kleinen Drüse, die Samenflüssigkeit produziert, um Spermien zu schützen und zu transportieren. Zunächst mutieren einige Zellen in der Prostata und beginnen zu wachsen und sich rasch zu teilen. Sie leben weiter, wenn normale Zellen längst abgestorben sind, und bilden mit der Zeit Tumoren. Diese Tumoren können in benachbarte Gewebe eindringen oder einige kranke Zellen lösen sich und wandern in andere Körperteile. Manchmal wächst ein Prostatakrebs nur langsam und beschränkt sich auf die Prostata. Dann ist oft nur eine minimale Behandlung und eine Überwachung notwendig. Andere Tumoren sind aggressiver und breiten sich rasch aus. Sie erfordern eine invasive Therapie, also eine Operation oder eine Chemo-, Strahlen- oder Hormontherapie. In fortgeschrittenen Fällen kann das Urinieren schwierig sein. Weitere Symptome sind ein langsamer Harnstrahl, Blut im Sperma, erektile Dysfunktion und Knochen- oder Beckenschmerzen.

Curcumin ist ein hochwirksames Mittel gegen eine Tumorbildung. Mit Curcumin behandelte Zellen hemmten in einer Studie die Expression eines Gens, das gesunde Zellen unter bestimmten Bedingungen in Krebszellen umwandelt. Curcumin verringerte die Bildung von Prostatakrebszellen und ihre Abwanderung in andere Körperteile deutlich.[51] In Versuchen mit Menschen konnten drei Dosen einer Mischung aus 100 Milligramm Kurkumapulver – täglich zusammen mit Brokkolipulver, Pulver aus ganzen Granatäpfeln und Grünteeextrakt verabreicht – die Zunahme eines prostataspezifischen Antigens erheblich verringern.[52] Dabei handelt es sich um ein Protein, das in der Prostata gebildet wird und dessen Menge im Blut bei Prostatakrebs oft steigt. Obwohl jeder Bestandteil der Mischung möglicherweise dazu beigetragen hat, Prostatakrebs zu verhindern oder zu hemmen, war Kurkuma mit seiner nachgewiesenen krebshemmenden Wirkung wahrscheinlich ein Schlüsselfaktor.

Grauer Star

Die häufigste Ursache für den Verlust der Sehkraft bei Menschen über 40 ist der Graue Star *(Katarakt)*. Er entsteht, wenn die Augenlinse sich trübt. Das kann im Alter allmählich geschehen, aber es kann auch die Folge bestimmter Medikamente oder Krankheiten wie Diabetes sein. In diesen Fällen trübt sich die Linse oft schneller ein. Proteine in der Linse beginnen sich aufzulösen und zu verklumpen, was zu einer Trübung führt. Dann wird das Licht, das ins Auge fällt, zerstreut, anstatt sich auf der Netzhaut zu bündeln. Mögliche Symptome sind unscharfes Sehen, Doppeltsehen, dumpfe Farben, schlechte Nachtsicht und Lichtempfindlichkeit. Betroffene haben den Eindruck, durch eine Nebelwand oder eine schmutzige Windschutzscheibe zu sehen. Ist das Sehvermögen nur leicht gestört, ist möglicherweise nur eine neue Brille erforderlich. Wenn die Sehtrübung jedoch das tägliche Leben beeinträchtigt, ist eine Star-Operation notwendig. Das ist eine einfache, schmerzlose Prozedur, bei der die trübe Linse durch eine künstliche, klare ersetzt wird. Die meisten Betroffenen gewinnen dadurch ihr Sehvermögen weitgehend oder ganz zurück.

Eine Theorie erklärt den Grauen Star als oxidative Schädigung der Linse. Kurkuma und Curcumin sind starke Antioxidantien, die möglicherweise die Entwicklung eines Grauen Stars verhindern oder verlangsamen können. Eine der Komplikationen des Diabetes ist der Graue Star. Diabetische Ratten wurden acht Wochen lang mit Curcumin oder Kurkuma in verschiedenen Konzentrationen behandelt. Beide Substanzen hemmten bei der Behandlungsgruppe das Fortschreiten des Grauen Stars. Bei der Kontrollgruppe änderte sich nichts. Der oxidative Stress, den der Diabetes hervorgerufen hatte, wurde behoben und die Proteine verklumpten nicht. Interessant war, dass Kurkuma wirksamer war als ihr Hauptbestandteil Curcumin.[53] Der tägliche Konsum von Kurkuma könnte also die Entwicklung eines Altersstars verzögern und für Diabetiker, deren Erkrankungsrisiko vergrößert ist, besonders nützlich sein.

Gallenblasenentzündung

Cholezystitis ist eine Entzündung der Gallenblase, des kleinen Organs unterhalb der Leber. Sie speichert die Galle, die die Leber produziert, und leitet sie in den Dünndarm, damit er Fette verdauen kann. Oft bilden sich Gallensteine und blockieren den Gang, der aus der Gallenblase in den Darm führt. Dann sammelt sich Galle an und ruft eine Entzündung hervor. Ein Tumor oder Narbengewebe können den Gang ebenfalls verstopfen. Die Symptome sind nach einer Mahlzeit am heftigsten: starke Schmerzen oder Druckempfindlichkeit im oberen rechten Bauchraum, Übelkeit, Erbrechen und Fieber. Um die Entzündung zu lindern, wird oft Fasten empfohlen, weil es die Belastung der Gallenblase reduziert. Wenn es zu einer Entzündung kommt, werden Antibiotika und Schmerzmittel verordnet. In manchen Fällen muss die Gallenblase operativ entfernt werden. Danach fließt die Galle von der Leber direkt in den Dünndarm. Die Gallenblase ist kein lebenswichtiges Organ und die Entfernung sollte das tägliche Leben daher nicht beeinträchtigen.

Im Jahr 1937 veröffentlichte Oppenheimer die erste dokumentierte klinische Studie, die Curcumin untersuchte. Er stellte fest, dass die Injektion einer Natrium-Curcumin-Lösung in gesunde Versuchspersonen eine rasche Entleerung der Galle bewirkte. Von 67 Patienten mit *Cholecystitis*, die drei Wochen lang Curcumin einnahmen, wurden 66 geheilt, ohne dass Nebenwirkungen auftraten.[54] Einer der Gründe für die Bildung von Gallensteinen ist die unvollständige oder zu seltene Entleerung der Gallenblase. Curcumin beugt diesem Problem vor und verringert die Gefahr einer Steinbildung und einer Entzündung.

Dickdarmpolypen

Dickdarmpolypen sind kleine Zellklumpen, die auf der inneren Darmschleimhaut wachsen. Sie können röhrenartig, flach oder pilzförmig sein. Sie kommen sehr oft vor und treten mit zunehmendem Alter häufiger auf. Mehr als ein Drittel der Menschen über 60 haben mindestens einen Polypen. Die Zahl, die Größe und der Ort dieser Zellklumpen sind unterschiedlich. Der häufigste Typ ist das Adenom, das sich zu einem bösartigen Tumor entwickeln kann. Das ist umso wahrscheinlicher, je größer es ist. Drei oder mehr Polypen, selbst wenn sie gutartig sind, vergrößern diese Gefahr ebenfalls. Einige Gendefekte, zum Beispiel die familiäre *adenomatöse Polypose* (FAP), verursacht Hunderte oder Tausende von Polypen, meist in den Teenagerjahren. Wenn sie nicht behandelt werden, ist eine Krebserkrankung sehr wahrscheinlich. Die meisten Polypen rufen keine Symptome hervor und werden erst bei einer routinemäßigen Darmspiegelung entdeckt. Manchmal weisen aber Blut im Stuhl, schwarzer Stuhl oder Eisenmangelanämie auf das Vorhandensein eines oder mehrerer Polypen hin. Man kann sie durch Endoskopie während einer Dickdarmuntersuchung beseitigen und von einem Pathologen analysieren lassen, um herauszufinden, ob sie bösartig sind. Bei einer FAP ist es bisweilen notwendig, den Dickdarm und den Mastdarm operativ zu entfernen. Heutzutage verwendet man nichtsteroidale Entzündungshemmer (NSAID), weil sie nachweislich die Bildung von Polypen hemmen oder verhindern. Allerdings sind die Nebenwirkungen dieser Medikamente – unter anderem Magen-Darm-Blutungen und Herz-Kreislauf-Störungen – besorgniserregend.

Da Polypen so häufig vorkommen und meist unauffällig bleiben, wäre es klug, ihrer Bildung vorzubeugen. Um die schweren Nebenwirkungen der Medikamente zu lindern, lohnt sich ein Versuch mit Curcumin und Quercetin. Diese pflanzlichen Polyphenole sind auch als Ergänzungsmittel erhältlich. Als Mediziner fünf Patienten mit FAP sechs Monate lang dreimal täglich 480 Milligramm Curcumin und 20 Milligramm Quercetin verabreichten, nahm die Zahl der Polypen durchschnittlich um 60 Prozent ab und die Größe der Polypen sank im Durchschnitt um fast 51 Prozent, verglichen mit der Zahl und der Größe vor der Behandlung.[55] Diese natürlichen und unschädlichen Verbindungen sind daher eine gute Alternative zur derzeitigen Therapie.

Morbus Crohn

Morbus Crohn ist eine chronische entzündliche Darmerkrankung, die Teile der Schleimhaut im Verdauungskanal befällt, vor allem das tiefe Gewebe des Dünndarms und den Anfang des Dickdarms. Die Symptome treten allmählich auf und können plötzlich aufflackern und zeitweilig verschwinden. Viele Betroffene leiden an Magenschmerzen und -krämpfen, Durchfall, Appetitmangel, Rektalblutungen, Erschöpfung und Fieber. Manche Patienten sind familiär vorbelastet, doch bei den meisten besteht diese genetische Verbindung nicht. Die Ursache ist unbekannt, aber Infektionen durch Viren oder Bakterien können das Immunsystem aktivieren, sodass es Zellen im Verdauungskanal angreift. In schweren Fällen ist manchmal eine Operation notwendig; doch die meisten Patienten werden mit Entzündungshemmern oder Immunsuppressiva behandelt, um die Entzündung zu lindern, oder sie bekommen Antibiotika, um schädliche Darmbakterien abzutöten.

Diese Krankheit kann einen Menschen sehr schwächen und die Lebensqualität erheblich beeinträchtigen. In manchen Fällen können Medikamente die Ausbrüche nicht vollständig lindern oder verhindern. Curcumin unterstützt aber die Medikamente und schwächt die Symptome ab. In einer Studie wurden fünf Patienten mit Morbus Crohn drei Monate lang mit Curcumin behandelt. Im ersten Monat bekamen sie dreimal täglich 360 Milligramm Curcumin, im zweiten Monat viermal täglich 360 Milligramm. Vier der fünf Patienten hatten weniger oder weniger schwere Symptome und schwächere Entzündungen. Sie berichteten von festerem Stuhl, weniger Besuchen im Badezimmer und geringeren Bauchschmerzen und Krämpfen.[56]

Ulzerative Proktitis und Colitis ulcerosa

Die *ulzerative Proktitis* ist eine milde Form der *Colitis ulcerosa*, einer entzündlichen Darmerkrankung, die zu einer chronischen Entzündung in der inneren Schicht der Dickdarmschleimhaut führt. Bei dieser Colitis beschränkt sich die Entzündung meist auf den Mastdarm (Rektum) und breitet sich allenfalls ein wenig in den Dickdarm aus. Die Symptome sind unterschiedlich, je nachdem, welche Stelle des Dickdarms entzündet ist. Gewöhnlich sind sie mild bis moderat und verschwinden zeitweilig ganz. Einige Symptome sind Durchfall mit Blut oder Eiter, Rektalblutungen, Schmerzen im Unterleib oder Mastdarm, Inkontinenz, Verstopfung, Fieber, Erschöpfung und Gewichtsverlust. Behandelt wird die Krankheit mit einer Ernährungsumstellung, Immunsuppressiva, Medikamenten gegen Durchfall oder Entzündungshemmern. In schweren Fällen kann eine chirurgische Entfernung des Dickdarms und Mastdarms notwendig sein.

Krankheiten des Dickdarms machen es schwierig, zu reisen oder auch nur das Haus zu verlassen, um einzukaufen. Der Zugang zu einer Toilette ist wichtig, und wenn er nicht gewährleistet ist, kann man es als Betroffener schnell mit der Angst zu tun bekommen. Es ist verständlich, dass die meisten Erkrankten Medikamente einnehmen, um unangenehme Symptome zu unterdrücken. Aber diese Arzneimittel können mit der Zeit den Körper belasten und andere Probleme verursachen. Eine natürliche Alternative ist Kurkuma. Sie lindert die Symptome und kann die Krankheit vielleicht sogar im Stadium der Remission halten. In einer Studie wurde einer kleinen Zahl von Patienten mit *ulzerativer Proktitis* Curcumin verabreicht. Bei allen Patienten besserten sich die Symptome und die meisten konnten die Dosen ihrer Medikamente verringern.[57] In einer größeren Studie bekamen Patienten mit inaktiver *ulzerativer Colitis* sechs Monate lang eine geteilte Dosis von zwei Gramm Curcumin am Tag und dazu einen häufig verordneten Entzündungshemmer oder ein Placebo mit dem gleichen Medikament. Die Patienten, die mit Curcumin behandelt wurden, hatten eine deutlich niedrigere Rückfallquote als die Patienten in der Placebogruppe. Besserungen gab es beim Endoskopie-Index, der Blutgefäßmuster, Blutungen und Geschwürbildung misst, sowie beim klinischen Aktivitätsindex, der die Schwere von Symptomen misst.[58]

Magengeschwüre

Geschwüre sind Löcher in der Magenschleimhaut, im Dünndarm und in der Speiseröhre. Sie können Magenschmerzen, Blähungen, Sodbrennen und Übelkeit hervorrufen und fette Speisen unverträglich machen. Als Hauptursache gilt eine bakterielle Infektion mit *Helicobacter pylori (H. pylori)*. Der übermäßige Gebrauch von Schmerzmitteln, Rauchen, Stress und Alkoholmissbrauch spielt ebenfalls eine Rolle. Wenn *H. pylori* vorhanden ist, werden Antibiotika verordnet, um die Bakterie abzutöten. Oft setzt man Medikamente ein, um die Produktion von Magensäure zu neutralisieren, zu blockieren oder zu reduzieren. Es ist unerlässlich, die Anwendung von Schmerzmitteln sowie den Zigaretten- und Alkoholkonsum einzuschränken oder aufzugeben.

Kurkuma kann Magengeschwüre heilen. In einer Studie heilten Zwölffingerdarm- oder Magengeschwüre bei 76 Prozent der Patienten nach einer zwölfwöchigen Behandlung mit Kurkuma vollständig ab. Die Patienten hatten täglich 600 Milligramm Kurkuma in Kapseln erhalten. Die Blutzusammensetzung sowie die Leber- und Nierenfunktion veränderten sich nicht signifikant.[59] Selbst viel kleinere Dosen, zum Beispiel ein Gramm Kurkuma am Tag, können Magengeschwüre in ähnlichem Ausmaß lindern.[60] Kurkuma ist offensichtlich unbedenklich und wirksam bei Magengeschwüren und ihren Symptomen.

Diabetes

Diabetes ist eine Krankheit, die den Glukosestoffwechsel stört. Die Folge ist ein erhöhter Blutzuckerspiegel. Beim Diabetes vom Typ 1 erzeugt die Bauchspeicheldrüse *(Pankreas)* wenig oder gar kein Insulin; beim Diabetes vom Typ 2 bildet sie zwar Insulin, doch der Körper kann es nicht so gut verwerten, wie er sollte. Beim Schwangerschaftsdiabetes ist der Blutzucker ebenfalls erhöht. Manche Menschen sind genetisch anfällig für Diabetes, aber auch Übergewicht ist ein Risikofaktor. Durst, häufiges Wasserlassen, Erschöpfung, Prickeln, Taubheit in den Händen und Füßen sowie Sehtrübung sind Anzeichen für Diabetes. Um einen Diabetes in den Griff zu bekommen, müssen Sie sich ausreichend bewegen, gesünder essen und Ihren Blutzucker überwachen. Viele Diabetiker benötigen eine tägliche Insulinspritze.

Hyperglykämie ist das Hauptsymptom des Diabetes. Diabetiker müssen ihren Blutzuckerspiegel genau überwachen und dafür sorgen, dass er nicht zu hoch ist. Ein erhöhter Spiegel schädigt die Zellen in den Wänden der Blutgefäße. Es ist lebenswichtig, dass diese Zellen lebendig und gesund bleiben, weil sie notwendig sind, um den Körper mit Blut zu versorgen und Gewebe aufzubauen und zu reparieren.

In einer Studie wurden Patienten mit Typ-2-Diabetes willkürlich ausgewählt und erhielten acht Wochen lang täglich 150 Milligramm Curcumin oder Atorvastatin (ein Statin, mit dem man Schäden der Blutgefäße behandelt) oder ein Placebo. Bei den Versuchspersonen in der Atorvastatin- und Curcumingruppe verbesserte sich die Funktion der Zellen in den Blutgefäßen signifikant. In der Curcumingruppe war die positive Wirkung größer.[61] Bei gesunden Probanden steigerten sechs Gramm Kurkuma den Insulinspiegel nach den Mahlzeiten,[62] was darauf hindeutet, dass Kurkuma die Bauchspeicheldrüse veranlasst, mehr Insulin auszuschütten. Diese Wirkung wurde von einer anderen Studie bestätigt, in der prädiabetische Patienten neun Monate lang entweder Curcumin oder ein Placebo bekamen. Bei den Probanden in der Curcumingruppe entwickelte sich aus dem Prädiabetes kein Diabetes vom Typ 2. Das lässt sich zum Teil damit erklären, dass die Funktion der Betazellen (die in der Bauchspeicheldrüse Insulin produzieren, speichern und ausschütten) sich in der Curcumingruppe verbesserte.[63]

Curcumin steigert aber nicht nur die Insulinausschüttung und schützt dadurch vor Gewebeschäden. Es ist seit Jahrzehnten bekannt, dass es den Blutzuckerspiegel bei Diabetikern moduliert (je nach Bedarf senkt oder erhöht).[64] Vor Kurzem stellte sich heraus, dass der Anstieg des Blutzuckerspiegels bei diabetischen Mäusen deutlich gebremst wird, wenn man ihnen Kurkuma verabreicht. Diese Wirkung ist ohne eine Fütterung mit Kurkuma nicht zu beobachten. Mehr noch: Diese Wirkung ist nicht nur auf das Curcumin zurückzuführen, sondern auch auf eine Gruppe von Verbindungen, die Sesquiterpenoide heißen.[65]

Einige Diabetes-Komplikationen sind Grauer Star (Seite 51), ein hoher Cholesterinspiegel (Seite 64), *Enzephalopathie* (Seite 39), Nierenkrankheiten (Seite 60), *Mikroangiopathie* (Seite 61) und *Retinopathie* (Seite 62). Bei allen diesen Erkrankungen ist Curcumin hilfreich.

Diabetische Nierenerkrankung

Diese Nierenerkrankung entwickelt sich bei bis zu 40 Prozent der Patienten mit Diabetes Typ 1 und 2. Die Nieren filtern Abfallprodukte und überschüssiges Wasser aus dem Körper. Wenn der Blutzuckerspiegel zu hoch ist, müssen die Nieren zu viel Blut filtern. Irgendwann sind sie überlastet und ihre geschädigten Blutgefäße verlieren ihre Fähigkeit, das Blut zu reinigen. Dann sammeln sich im Körper Wasser und Abfallprodukte an. Anfangs sind die Symptome nicht immer spürbar, weil die Nieren sehr hart arbeiten, um ihre Schwäche auszugleichen. Wenn die Krankheit jedoch fortschreitet und die Nierenfunktion deutlich abnimmt, stellen sich allmählich Symptome ein. Flüssigkeitsansammlungen und geschwollene Hände und Füße sind oft die ersten Anzeichen einer Nierenkrankheit, meist gefolgt von Übelkeit, Erbrechen, Verwirrung, Harndrang, Eiweiß im Urin und Erschöpfung. Um einer Nierenerkrankung vorzubeugen oder ihr Fortschreiten zu bremsen, sollten Diabetiker für einen Blutzuckerspiegel und einen Blutdruck im Normbereich sorgen. Manchmal helfen Medikamente, um einen zu hohen Blutdruck, Blutzuckerspiegel oder Cholesterinspiegel sowie den Proteingehalt des Urins zu senken.

Kurkuma kann die Nieren schützen, sodass sie weiter Abfallprodukte aus dem Blut filtern und den Flüssigkeitshaushalt des Körpers normalisieren. Patienten mit Typ-2-Diabetes erhielten in einer Studie zwei Monate lang dreimal täglich 500 Milligramm Kurkuma oder drei Placebo-Kapseln. Verglichen mit den Werten vor Studienbeginn war die Proteinmenge im Urin bei den Patienten in der Kurkumagruppe erheblich gesunken, ebenso die Menge der entzündungsfördernden Verbindungen. Kurkuma erwies sich bei allen Patienten als unbedenklich; es gab keine Berichte über Nebenwirkungen.[66]

Diabetische Mikroangiopathie

Mikroangiopathie ist eine Erkrankung der kleinen Blutgefäße und eine ihrer Hauptursachen ist Diabetes. Wenn der Blutzuckerspiegel hoch ist, nehmen die insulinunabhängigen Endothelialzellen in der Schleimhaut der Blutgefäße mehr Glukose auf als normal. Mit der Zeit werden die Wände der Blutgefäße abnorm dick und schwach, bis Blut und Protein heraussickern. Die Durchblutung verlangsamt sich und den Organen fehlen Nährstoffe und Sauerstoff. Funktionelle und strukturelle Schäden folgen. Die Konsequenzen sind weitreichend: Atherosklerose, Nierenerkrankungen, *Retinopathie* und *Neuropathie*.

Um einer Schädigung der Kapillaren vorzubeugen, muss zunächst der Blutzuckerspiegel normalisiert werden. Manchmal genügt das nicht und weitere Maßnahmen sind erforderlich. Curcumin ist bekannt für seine entzündungshemmende Wirkung und andere nützliche Wirkungen auf das Endothel der kleinen Blutgefäße. 25 Patienten, die an diabetischer *Mikroangiopathie* litten, erhielten in einer Studie vier Wochen lang täglich ein Gramm Curcumin mit erhöhter Bioverfügbarkeit. Eine vergleichbare Kontrollgruppe bekam kein Curcumin, sondern weiter die übliche Behandlung. Nach vier Wochen hatte sich die *Mikroangiopathie* bei allen Patienten in der Curcumingruppe gebessert. In dieser Gruppe nahmen die Blutverluste und die Schwellungen deutlich ab und der Sauerstoffgehalt des Blutes stieg. In der Kontrollgruppe besserte sich die Durchblutung der Kapillaren nicht.[67]

Diabetische Retinopathie

Eine von vielen Komplikationen des Diabetes ist die Schädigung der lichtempfindlichen Retina (Netzhaut) hinten im Auge. Zu viel Zucker im Blut kann mit der Zeit die Blutgefäße in der Retina schädigen, sodass sie Blut und andere Flüssigkeiten absondern. Das Retinagewebe schwillt an und die Betroffenen sehen nur noch verschwommen und unscharf. Manche bemerken Flecke oder dunkle Ringe, die durch das Sehfeld schweben, oder sie werden nachtblind. Die Retinopathie verschlimmert sich mit der Zeit und schädigt meist beide Augen. Im Frühstadium treten oft keine Symptome auf und die Krankheit muss kaum behandelt werden, abgesehen davon, dass man den Blutzuckerspiegel beobachten muss. Wenn mehr Blutgefäße blockiert sind und die Retina immer weniger durchblutet wird, liegt eine proliferative (fortgeschrittene) diabetische *Retinopathie* vor. Da viele Blutgefäße geschädigt sind, beginnen neue Gefäße in der Retina zu wachsen. Diese sind jedoch krankhaft und geben Flüssigkeiten in die gelähnliche Substanz ab, die das Auge füllt. Das Sehvermögen geht dann teilweise oder ganz verloren. Eine Laserbehandlung kann sie in gewissem Umfang wiederherstellen, indem sie den Austritt von Blut und Flüssigkeiten verhindert oder eben solche Blutgefäße schrumpfen lässt. Eine Operation kann Blut und Narbengewebe im Auge beseitigen.

Oxidativer Stress und Entzündungen tragen wahrscheinlich ebenfalls zur Entwicklung einer diabetischen *Retinopathie* bei. Curcumin wurde wegen seiner antioxidativen und entzündungshemmenden Wirkung darauf untersucht, ob es das Fortschreiten dieser Prozesse in der Retina von Ratten verhindern kann. Diabetische Ratten erhielten sechs Wochen lang entweder Curcumin oder ein Placebo. In der Curcumingruppe blieb die antioxidative

Aktivität erhalten, in der Placebogruppe nahm sie ab. Curcumin verringerte nicht nur die oxidative Belastung, sondern hielt auch die Marker für Entzündungen und Zellschäden in Grenzen.[68] Das zeigt, dass Curcumin dazu beiträgt, günstige Bedingungen im Auge zu bewahren und das Fortschreiten der diabetischen *Retinopathie* zu verlangsamen.

Endotheliale Dysfunktion

Endothelzellen überziehen die Schleimhaut im Inneren der Blutgefäße und sorgen für eine ungestörte Durchblutung und für die Homöostase (Gleichgewicht) der Gewebe im Gefäßsystem, indem sie auf körperliche und chemische Signale reagieren. Ist ihre Funktion gestört, beginnen Entzündungen und Atherosklerose. Diabetes geht mit Anomalien der Endothelfunktion einher, weil die Zellkommunikation und die Enzymaktivität der Endothelzellen gestört sind. *Hyperglykämie*, die beim Diabetes häufig vorkommt, spielt bei der Endotheldysfunktion ebenfalls eine Rolle, weil sie den oxidativen Stress steigert und die Produktion von gefäßerweiternden Molekülen verringert. Dadurch nimmt die Spannung der Arterien zu.

Der Einfluss der Ernährung auf die Vitalität und die Gesundheit wird oft unterschätzt. Curcumin übt viele starke Wirkungen im Körper aus und es wurde auch untersucht, wie effektiv es die Endothelfunktion verbessert. Zufällig ausgewählte Patienten erhielten acht Wochen lang täglich 300 Milligramm Curcumin, zehn Milligramm Atorvastatin (ein Medikament, mit dem man geschädigte Blutgefäße behandelt) oder ein Placebo. Sowohl bei der Curcumingruppe als auch bei der Atorvastatin-Gruppe verbesserte sich die Endothelfunktion, wobei die Wirkung in der

Curcumingruppe deutlicher war.[69] Häufige Nebenwirkungen des Atorvastatins sind Durchfall, Gelenkschmerzen, *Nasopharyngitis* (Erkältung) und Schlaganfall. Um diesen Nebenwirkungen vorzubeugen und dennoch die Endothelfunktion zu verbessern, sollte man Curcumin einsetzen.

Hoher Cholesterinspiegel

Cholesterin ist eine wachsartige, fettähnliche Substanz in den Zellen. Der Körper braucht es, um Vitamin D, Hormone und Gallensäuren (sie unterstützen die Fettverdauung) herzustellen. Wir können also selbst Cholesterin produzieren, aber wir nehmen es auch mit gesättigtem Fett und cholesterinhaltigen Speisen auf. Man unterscheidet zwei Formen: das gute Cholesterin mit hoher Dichte, *High-Density-Lipoprotein* oder HDL genannt, und das schlechte Cholesterin mit geringer Dichte, *Low-Density-Lipoprotein* oder LDL genannt. Von einem hohen Cholesterinspiegel spricht man, wenn zu viel LDL und HDL im Blut enthalten sind. LDL-Cholesterin kann sich in den Arterien ansammeln und die Gefahr einer koronaren Herzerkrankung vergrößern. Dann bildet sich im Inneren der Blutgefäße eine Plaque, die den Blutfluss teilweise oder ganz blockiert. Die Folge sind verengte und verhärtete Arterien. Weitere mögliche Folgen sind Herzinfarkte und Schlaganfälle. Um den LDL-Spiegel zu senken, werden meist Statine verordnet. Diese Medikamente können jedoch Verdauungsprobleme und Muskelentzündungen hervorrufen.

Der Cholesterinspiegel spricht gut auf eine Ernährungsumstellung an. Der Verzehr von Nahrungsmitteln, die wenig gesättigtes Fett enthalten, und die Einschränkung tierischer Produkte, die zu einem hohen Cholesterinspiegel beitragen, wirken Wunder. Kurkuma kann den Cholesterinspiegel ebenfalls senken und vielleicht Statine ersetzen. In einer Studie wurde einer Gruppe übergewichtiger Patienten mit hohen Blutfettwerten zweimal täglich ein Kurkumaextrakt verabreicht, eine zweite Gruppe erhielt ein Placebo. Nach drei Monaten war der LDL-Spiegel in der Kurkumagruppe deutlich niedriger, ebenso der VLDL-Wert (die Menge des Cholesterins mit sehr geringer Dichte) und der Triglyceridspiegel. In der Placebogruppe wurde diese Wirkung nicht beobachtet.[70] Curcumin war ähnlich wirksam wie der Extrakt. Patienten mit akutem Koronarsyndrom (ein hoher Cholesterinspiegel vergrößert das Risiko einer Erkrankung) bekamen ein Jahr lang drei verschiedene Dosen Kurkuma. Daraufhin sank der *LDL*-Spiegel deutlich, während der HDL-Spiegel deutlich stieg. Interessant ist, dass die Wirkung umso größer war, je mehr die verabreichte Dosis gesenkt wurde.[71] Offenbar genügen 15 Milligramm Curcumin, dreimal am Tag verabreicht, um den LDL-Spiegel zu senken und den Zustand des Herz-Kreislauf-Systems zu verbessern.

Huntington-Krankheit

Die *Huntington*-Krankheit (HK) ist eine Erbkrankheit, die auf einen Defekt eines einzelnen Gens zurückzuführen ist. Eine Kopie dieses Gens genügt, damit sich diese Krankheit entwickelt. Zudem gibt die Hälfte der Menschen das Gen und somit die Krankheit an die Nachkommen weiter. Derzeit leiden rund 10 000 Deutsche an der *Huntington*-Krankheit. Die Symptome des geistigen und körperlichen Verfalls beginnen meist im Alter von 30 bis 50 Jahren und verschlimmern sich in den folgenden 10 bis 25 Jahren allmählich. Die Krankheit verläuft bei jedem Betroffenen anders, doch einige häufige Symptome sind unwillkürliche Muskelzuckungen, Gleichgewichtsverlust, Gehstörungen, undeutliches Sprechen, Schluckschwierigkeiten, gestörtes Urteilsvermögen, Vergesslichkeit, Depressionen und Veränderungen der Persönlichkeit. Manchmal erkranken auch Kinder und Teenager. Es gibt kein Heilmittel und keine Therapie, aber Sprachtherapeuten, Physiotherapeuten und Ergotherapeuten können helfen, einige der körperlichen Symptome in den Griff zu bekommen. Medikamente, die Bewegungen stabilisieren oder affektive Störungen lindern, werden ebenfalls häufig verordnet.

Therapien gegen das Absterben von Gehirnzellen als Folge einer HK müssen noch entwickelt werden; sie sollten frei von den Nebenwirkungen der heutigen Methoden sein. Curcumin durchdringt die Blut-Hirn-Schranke und entfaltet seine schützende Wirkung auf die Neuronen. Bei einem Fruchtfliegenmodell mit HK verringerte Curcumin im Futter die Symptome, indem es den Zelltod und die Degeneration der Neuronen und somit das Fortschreiten der Krankheit verhinderte.[72] In einem Rattenmodell verbesserte Curcumin, in solide Fettnanopartikel verkapselt, die Muskelbewegungen und die Koordination.[73] Als Curcumin zusammen mit schwarzem Pfeffer verfüttert wurde, um die Bioverfügbarkeit zu fördern, verbesserten sich in einem anderen HK-Modell die Bewegungen und die biochemischen und neurochemischen Störungen nahmen ab.[74] Es zeigte sich somit, dass Curcumin eine vielversprechende therapeutische Substanz ist, die eine Symptomverschlimmerung ohne schädliche Nebenwirkungen verhindert.

Lupusnephritis

Systemischer Lupus erythematodes ist eine Autoimmunkrankheit, die die Nieren, die Haut, die Gelenke und das Gehirn befällt. Das Immunsystem greift dann seine eigenen gesunden Gewebe an, bei *Lupusnephritis* die Nieren. Am häufigsten sind davon Frauen betroffen. Die Ursache ist nicht genau bekannt, aber Gene, Infektionen und chemische Schadstoffe stehen in Verdacht. Typisch für *Lupusnephritis* ist eine Entzündung der Blutgefäße, die Abfallstoffe und überschüssiges Wasser aus dem Körper filtern. Die Symptome sind unterschiedlich: unter anderem Eiweiß und Blut im Urin, Gewichtszunahme und Ödeme. Medikamente, die die Immunreaktion unterdrücken, damit das Immunsystem nicht die Nieren angreift, werden häufig verordnet. Andere Medikamente werden eingesetzt, um den Blutdruck zu senken und dadurch den Proteinverlust einzudämmen oder überschüssiges Wasser zu entfernen und Ödeme zu lindern.

Die Behandlung der *Lupusnephritis* kann teuer sein und sie wirkt nicht immer. Kurkuma ist eine ungefährliche und preiswerte Methode, um die Symptome dieser Krankheit zu lindern, und sie kann als Alternative besonders nützlich sein, wenn andere Mittel versagen. In einer Studie erhielten Patienten mit *Lupusnephritis* drei Monate lang täglich 1500 Milligramm Kurkuma. Eine Kontrollgruppe bekam die gleiche Anzahl von Kapseln mit einem Placebo. Nach drei Monaten war die Blut- und Eiweißmenge im Urin bei den Patienten der Kurkumagruppe deutlich gesunken, während in der Placebogruppe keine derartige Wirkung eintrat.[75] Das lässt darauf schließen, dass Kurkuma die Nierenfunktion verbessert und eine ungefährliche, effektive und natürliche Alternative zu teuren Medikamenten ist.

Rheumatoide Arthritis

Rheumatoide Arthritis ist eine Autoimmunkrankheit, bei der das Immunsystem irrtümlich das eigene Körpergewebe angreift. Die Gelenkinnenhaut schwillt schmerzhaft an und mit der Zeit kann es zu einem Knochenverschleiß oder zu einer Gelenkdeformation kommen. Manchmal breiten sich die Symptome in andere Körpergewebe aus. Die Ursache dieser chronischen Krankheit ist unbekannt, aber die Gene und Umweltfaktoren stehen im Verdacht. Ein Heilmittel gibt es nicht, man versucht aber, die Symptome in den Griff zu bekommen. Ärzte verordnen häufig nichtsteroidale Entzündungshemmer oder langwirksame Antirheumatika, um Schmerzen, Schwellungen und Gelenkschäden zu lindern. Mögliche Nebenwirkungen sind Verdauungsstörungen, Leber- und Nierenschäden, Herzprobleme, Knochenabbau, Diabetes, Gewichtszunahme und schwere Lungenentzündung.

Die entzündungshemmende Wirkung der Kurkuma ist bekannt und wird seit Jahrhunderten genutzt. Schon vor fast 40 Jahren wurde diese Wirkung bei einer kleinen Zahl von Patienten nachgewiesen.[76] Eine neuere Studie belegt, dass 500 Milligramm Curcumin die Symptome einer *rheumatoiden Arthritis* effektiver lindern als 50 Milligramm Diclofenac-Natriumsalz, ein häufig eingesetzter nichtsteroidaler Entzündungshemmer.[77] Tierstudien deuten darauf hin, dass Curcumin nur wirkt, wenn es eingenommen wird, bevor es zu einer Entzündung kommt.[78]

Osteoarthritis

Arthritis ist die häufigste Ursache für Invalidität in den USA, wo sie mehr als 50 Millionen Menschen plagt. Eine der zwei häufigsten Arten von Arthritis ist die *Osteoarthritis,* eine Entzündung der Gelenke. Die Gelenke verbinden Knochen miteinander und ermöglichen dadurch Bewegungen. Sie sind mit Knorpeln gepolstert, sodass sie sich geschmeidig und mühelos bewegen können. Bei *Osteoarthritis* wird der Knorpel abgebaut und das Gelenk entzündet sich. Im Gelenk bildet sich zu viel Flüssigkeit und ruft Schwellungen hervor. Diese Krankheit kommt bei älteren Menschen häufig vor und ist auf Verschleiß zurückzuführen. Die Gene spielen eine Rolle, ebenso Verletzungen und Krankheiten. Betroffene leiden an schmerzenden, knirschenden, steifen und geschwollenen Gelenken. Der Bewegungsspielraum ist eingeschränkt, vor allem in den Händen und Füßen sowie in der Wirbelsäule, in den Hüften und in den Knien. Es empfiehlt sich, die Belastung der Gelenkknorpel zu verringern, um einige Symptome zu lindern. Dazu gehören Gewichtsabnahme und der Verzicht auf bestimmte Tätigkeiten. Das Ziel der Behandlung besteht darin, Schmerzen und Entzündungen zu lindern und dadurch Bewegungen zu erleichtern. Medikamente werden dem arthritischen Gelenk in Form von Tabletten, Cremes, Gels und Injektionen zugeführt. Mögliche Nebenwirkungen sind Magenverstimmung, Durchfall, Geschwüre und andere Magen-Darm-Beschwerden.

Entzündungshemmende Verbindungen könnten *Osteoarthritis* lindern. Eine davon ist Curcumin, das nachweislich Schmerzen lindert, die Körperfunktionen unterstützt und die Lebensqualität verbessert.[79] In einer Studie erhielten 50 Patienten mit *Osteoarthritis* drei Monate lang täglich 200 Milligramm eines Curcuminkomplexes. Die Folge war, dass die Schmerzen und die Steifheit nachließen und die Beweglichkeit der Gelenke sich verbesserte. Die Menge des C-reaktiven Proteins ging zurück, was auf eine entzündungshemmende Reaktion hindeutet.[80] Eine langfristigere Studie, die den gleichen Curcuminkomplex bei 100 Patienten testete, stellte fest, dass Curcumin gut vertragen wurde und sich als langfristige Behandlung eignet.[81]

Vielleicht kann Curcumin auch die Wirkung von *Osteoarthritis*-Medikamenten steigern. Eine synergistische Wirkung zwischen Curcumin und einem beliebten nichtsteroidalen Entzündungshemmer verlangsamte in einer Studie das Wachstum von Zellen, die Knorpelgewebe zerstören.[82] Kleine Dosen dieser Entzündungshemmer könnten zusammen mit Curcumin die Nebenwirkungen kompensieren, die bei langfristiger Einnahme solcher Medikamente auftreten, zum Beispiel die Schädigung des Herz-Kreislauf-Systems. Vielleicht kann Curcumin auch Schmerzmittel ersetzen. In einer Studie wurden Patienten mit *primärer Osteoarthritis* in zwei Gruppen eingeteilt. Die eine erhielt vier Wochen lang täglich 1200 Milligramm Ibuprofen, die andere bekam 1500 Milligramm Curcumin am Tag. Es zeigte sich, dass Curcumin die Symptome der Osteoarthritis ebenso wirksam linderte wie Ibuprofen und dass die Magen-Darm-Störungen bei den Patienten erheblich geringer waren.[83]

Sklerodermie

Sklerodermie ist eine chronische Erkrankung des Bindegewebes, von der weltweit etwa zwei Millionen Menschen betroffen sind. Sie kommt bei Frauen häufiger vor als bei Männern und wird meist im Alter von 25 bis 55 Jahren diagnostiziert. Aber auch Kinder können erkranken. Die Ursache ist eine Überproduktion von Kollagen. Dieses faserige Protein verleiht Geweben Stärke und Elastizität. Das Immunsystem spielt bei dieser unnatürlichen Kollagenproduktion eine Rolle und Studien zeigen, dass ein bestimmtes Gen das Erkrankungsrisiko vergrößert, ohne die Krankheit zu verursachen. Es gibt zwei Arten von *Sklerodermie*, die lokalisierte und die systemische. Erstere ist relativ mild und befällt nur einige Stellen der Haut oder der Muskeln. Die Folge sind wächserne Flecken und eine verdickte Haut. Dieser Typ breitet sich selten aus. Der zweite Typ ist eher systemisch und befällt das Bindegewebe in vielen Körperteilen, auch in wichtigen Organen. Die Organe werden dann hart und faserig und verlieren ihre Funktion. Die Hautprobleme bessern sich mit der Zeit, aber die Schäden an inneren Organen verschlimmern sich meist. Es gibt kein Heilmittel für *Sklerodermie*, aber Medikamente können die Blutgefäße erweitern, den Symptomen eines Säurereflux (Rückfluss von Magensäure und manchmal Lebensmitteln zurück in die Speiseröhre) vorbeugen, Schmerzen lindern oder das Immunsystem unterdrücken. Physiotherapie hilft, die Kraft und die Beweglichkeit zu steigern.

Mit einer Krankheit, die nicht zu heilen ist, muss man ständig neu umgehen können, um eine möglichst gute Lebensqualität zu gewährleisten. Medikamente fordern ihren Tribut vom Körper und viele neue Symptome können auftreten. Natürliche Produkte wie Kurkuma lindern Symptome und verringern den Bedarf an Medikamenten. Curcumin kann ebenfalls hilfreich sein. Es bringt nachweislich erkrankte Bindegewebszellen (Fibroblasten) der Lungen zum Absterben, also die Zellen, die zu viel Kollagen produzieren. Interessant ist, dass gesunde Lungenfibroblasten keinen Schaden nehmen. Sie behalten ihre Fähigkeit, Kollagen in normalem Umfang zu produzieren.[84] Mediziner hoffen, dass dieses Ergebnis sich auch bei Fibroblasten in anderen Organen erzielen lässt.

Malaria

Der Stich einer weiblichen Stechmücke der Gattung *Anopheles*, die mit *Plasmodium*-Parasiten infiziert ist, überträgt diese Parasiten auf Menschen. Die Parasiten dringen ins Blut ein und wandern in die Leber, wo sie sich vermehren. Einige Malariaparasiten bleiben in der Leber, andere werden an den Blutstrom abgegeben. Sie infizieren rote Blutkörperchen und vermehren sich auch in ihnen. Schließlich zerstören sie die Blutkörperchen und dabei werden neue Tochterparasiten freigesetzt, die den Zyklus fortsetzen, indem sie ebenfalls in rote Blutkörperchen eindringen. Die Inkubationszeit beträgt im Durchschnitt zehn Tage; danach beginnen Symptome aufzutreten: Fieber, Kopfschmerzen, Schüttelfrost, Schweißausbrüche und manchmal Krampfanfälle. Diese Symptome werden bisweilen als Grippe missdeutet, vor allem in Gebieten, in denen Malaria selten vorkommt. In Deutschland werden jedes Jahr rund 500 Fälle diagnostiziert, meist bei Reisenden, die aus Malariagebieten zurückkehren. Wer in solche Gebiete reisen will, sollte Vorkehrungen treffen und sich sofort testen lassen, wenn Symptome auftreten. Wird die Krankheit nicht behandelt, können lebenswichtige Organe Schaden nehmen, und in schweren Fällen verläuft die Infektion tödlich. Die Weltgesundheitsorganisation empfiehlt eine Kombinationstherapie mit Artemisinin (aus dem Einjährigen Beifuß), ACT genannt. Dieser Beifuß verringert innerhalb der ersten drei Tage nach der Infektion die Anzahl der Parasiten im Blut und andere Medikamente beseitigen den Rest. Malaria wird jedoch allmählich gegen die ACT resistent und es gibt keine Alternativen zum Einjährigen Beifuß. In Europa ist aber ein Impfstoff zugelassen.

Es wird immer wichtiger, eine alternative Therapie zu finden, weil die Zahl der resistenten *Plasmodium*-Stämme zunimmt.

Zwei Kräuter, die im Ayurveda und in der Traditionellen Chinesischen Medizin verwendet werden, um die Leber zu schützen und Fieber zu lindern, wurden zusammen mit Curcumin an resistenten und empfindlichen Stämmen des *Plasmodium*-Parasiten auf ihre Anti-Malaria-Wirkung getestet. Curcumin hatte bei beiden Kräutern eine synergistische Wirkung und verstärkte ihre Anti-Malaria-Wirkung. Dadurch wurde die Replikation des Parasiten in den roten Blutkörperchen im Ringstadium der Entwicklung gehemmt. Toxische Nebenwirkungen wurden nicht beobachtet.[85] Eine neue alternative Therapie mit diesen Kräutern ist nachweislich wirksam gegen Malaria.

2

Körperliches und seelisches Wohlbefinden

Alkoholvergiftung

Alkohol schließt Ethanol in allen Formen ein. Er ist in Wein, Champagner, Bier, Wodka, Rum, Whisky, Gin, Tequila, Brandy, Cognac und Wermut enthalten. Alkohol steigert die Wirkung von GABA, eines Neurotransmitters, der Botschaften an das Gehirn und an das Nervensystem schickt und Signale verlangsamt. Exzessiver Alkoholkonsum verlangsamt die Signale zu stark und richtet körperliche und geistige Schäden an. Diese Wirkungen hängen vom Gesundheitszustand, von der Häufigkeit und vom Ausmaß des Trinkens, vom Körpergewicht, vom Medikamentenkonsum und vom Mageninhalt ab. 20 Prozent des Alkohols werden schon im Magen ins Blut aufgenommen, 80 Prozent im Dünndarm. Danach wird er in der Leber verstoffwechselt. Nach einem Drink kann sich die Haut röten, man fühlt sich enthemmter. Wer dann weiter trinkt, muss mit schwereren Symptomen rechnen: undeutliches Sprechen, gestörtes Urteilsvermögen, Koordinationsstörungen, emotionale Instabilität und Gedächtnisverlust. Schließlich kann der Trinker stuporös werden oder gar ins Koma fallen. Auch der Tod kann eintreten, wenn der Blutdruck zu stark sinkt, die Atmung aussetzt oder Erbrochenes die Atemwege blockiert. Es dauert einige Zeit bis zur Ausnüchterung. Kalte Duschen und Kaffee haben eine zeitweilige Wirkung, aber man sollte sich nicht darauf verlassen, dass sie die Symptome des Alkoholkonsums beseitigen.

Medikamente beschleunigen die Ausscheidung des Alkohols nicht; aber nichtsteroidale Entzündungshemmer können einen Kater lindern. Curcumin dämpft die Alkoholvergiftung und den folgenden Kater. Ein mikroverkapseltes Nano-Curcumin mit hoher Resorptionsrate (27-mal höher als Curcuminpulver) linderte Trunkenheit in einer Studie. Die Menge des Acetaldehyds im Blut ging zurück.[86] Diese Verbindung entsteht durch die Verstoffwechslung des Alkohols in der Leber; daher findet man nach dem Genuss alkoholischer Getränke höhere Konzentrationen im Blut.

Arsenvergiftung

Arsen ist eine halbmetallische Chemikalie, die in winzigen Mengen in der Erdkruste vorkommt. In manchen Gebieten ist der Arsengehalt höher als in anderen, weil die Menschen mehr Pestizide verwenden. Inzwischen ist Arsen überall im Wasser und in der Luft nachweisbar. Amerikaner nehmen es hauptsächlich mit verunreinigtem Wasser auf, aber auch mit Nahrungsmitteln, die mit arsenhaltigem Wasser gegossen oder zubereitet wurden. Antibiotika im Hühnerfutter sind ebenfalls eine bedeutende Quelle, ebenso manche Reissorten und Tabakwaren. Weltweit sind mehr als 200 Millionen Menschen potenziell gefährlichen Arsenmengen ausgesetzt. Einer akuten Vergiftung folgen Erbrechen, Durchfall, Bauchschmerzen, Prickeln in Armen und Beinen und manchmal der Tod. Wer längere Zeit Arsen aufnimmt, muss mit Hautschäden und Hautkrebs, Herz-Kreislauf-Krankheiten, Diabetes und Neurotoxizität (Schädigung des Nervensystems) sowie mit körperlichen und geistigen Störungen rechnen.

Die Behandlung der Arsenvergiftung zielt darauf ab, das Arsen aus dem Körper zu entfernen und den Schaden zu minimieren. Manchmal sind Bluttransfusionen notwendig. Darmspülungen und eine Chelat-Therapie können Spuren von Arsen beseitigen. Mit Mineralstoffen kann man Organe vor Schäden bewahren.

Da Arsen allgegenwärtig ist, lässt sich ein Kontakt kaum vermeiden. Die meisten Menschen atmen während ihres ganzen Lebens Arsen in kleinen Mengen ein oder sie schlucken es. Es dürfte aber ratsam sein, sich vor einer Arsenvergiftung zu schützen. Eine ungefährliche und natürliche Methode ist der Konsum von Curcumin. Blutproben von Menschen in Westbengalen, wo Arsenvergiftungen häufig vorkommen, enthüllten schwere DNA-Schäden und eine starke oxidative Belastung. Nachdem die Probanden drei Monate lang Curcumin zu sich genommen hatten, waren die DNA-Schäden reduziert, die antioxidative Aktivität hatte zugenommen und die Zahl der reaktiven Sauerstoffspezies war gesunken, was für diese Schutzwirkung sorgte.[87] Die tägliche Einnahme von Curcumin kann also vor DNA-Schäden und anderen Gesundheitsgefahren durch chronische Arsenvergiftung schützen.

Angst

Jeder hat irgendwann im Leben Angst. Vor einem Vorstellungsgespräch, dem ersten Date oder dem Umzug in eine neue Stadt empfinden wir vielleicht Furcht, Unruhe, Nervosität, Panik oder Unbehagen. Diese Gefühle klingen meist ab, wenn der Termin vorbei ist. Bei manchen Menschen sind sie jedoch dauerhaft und überwältigend. Das ist eine neue Ebene der Angst, die Angststörung genannt wird. Es gibt verschiedene Arten dieser Störung und alle beeinträchtigen ein normales Leben. Sie können derart intensiv und lähmend sein, dass Betroffene sich aus der Gesellschaft zurückziehen. Angst wird von Veränderungen in der Gehirnregion ausgelöst, die Emotionen reguliert. Mögliche körperliche Symptome sind Kurzatmigkeit, Herzklopfen, Übelkeit, Muskelverspannungen und Schlafstörungen. Medikamente lindern die Symptome, eine psychologische Beratung hilft, emotionale Probleme zu lösen, und Entspannungstechniken beruhigen die Nerven. Es ist unerheblich, ob die Angst eine normale Reaktion ist oder eine Angststörung. Naturprodukte wie Kurkuma können ebenfalls helfen. In einer Studie erhielten depressive Patienten zwölf Wochen lang täglich Curcumin. Daraufhin besserten sich die Symptome der Depression und die Angst ließ nach. Das *State-Trait-Anxiety Inventory* von Spielberger, das die Schwere von Angstsymptomen mithilfe eines Fragebogens misst, den der Patient selbst ausfüllt, zeigte nach dem Konsum von Curcumin ebenfalls bessere Werte.[88] Angst kann auch von Chemikalien ausgelöst werden, zum Beispiel von Sulfit, einem Konservierungsmittel, das die Gehirnfunktion stört. Curcumin dämpfte die Angst, als es an männliche Ratten verfüttert wurde, die Sulfite bekommen hatten.[89] Andererseits kann auch das Fehlen einer chemischen Verbindung zu Angst führen. Das zeigt sich beispielsweise, wenn wir mit dem Essen zu wenig Docosahexaensäure (DHA) aufnehmen. Curcumin fördert die Synthese von DHA und steigert dadurch die DHA-Menge im Gehirn. Zudem lindert es Angstsymptome.[90]

Kognitive Funktion

Der Erwerb und die Verarbeitung von Wissen sind unmittelbare Funktionen der kognitiv-mentalen Prozesse, zu denen Wahrnehmung, Gedächtnis, logisches Denken, Urteilsvermögen, Aufmerksamkeit und Sprache gehören. Jeder Mensch ist einzigartig und unterscheidet sich von allen anderen in der Art und Weise, wie er seine Umwelt wahrnimmt und auf sie reagiert. Die Gene sind für die meisten kognitiven Varianten in der Allgemeinbevölkerung verantwortlich. Umweltfaktoren und physiologische Prozesse regeln den Rest. Chemische Ungleichgewichte und Veränderungen der Stoffwechselsignalwege bewirken mit der Zeit einen deutlichen Wandel der Kognition. Einige dieser Vorgänge werden vom Alter, von Nährstoffmängeln oder von Chemikalien oder Pathogenen aus der Umwelt beeinflusst. Sie können das Gedächtnis und das Denken beeinträchtigen.

Eine zwölfmonatige Studie mit älteren Erwachsenen untersuchte, ob eine hochgradig bioverfügbare Form von Curcumin den kognitiven Verfall aufhalten kann. In der Tat beugte das Curcumin dem Funktionsverlust vor, während in der Placebogruppe die gegenteilige Wirkung zu beobachten war.[91] Zudem erhöht Curcumin die Menge der Docosahexaensäure im Gehirn. Ein Mangel an dieser Fettsäure hängt mit mehreren kognitiven Störungen zusammen.[92] Die tägliche Einnahme von Curcumin ist eine effektive Methode, um den kognitiven Verfall zu verhindern und in manchen Fällen sogar umzukehren.

Depressionen

Eine Depression ist eine Stimmungsstörung, die tiefe Traurigkeit und Desinteresse an Aktivitäten hervorruft. Sie beeinflusst das Fühlen, Denken und Verhalten und kann nicht nur emotionale, sondern auch körperliche Probleme auslösen. Eine klinische Depression kann einmal oder häufiger im Leben eines

Menschen auftreten. Das Gefühl der Trauer und des Kummers kann Schlafstörungen, Appetitverlust, Konzentrationsstörungen, Erschöpfung, Suizidgedanken und körperliche Symptome wie Rückenschmerzen und Kopfschmerzen verursachen. Hormonelle Veränderungen können zu Depressionen führen. Eine wichtige Rolle spielen möglicherweise auch Chemikalien im Gehirn und deren Einfluss auf die Stimmung. Oft werden psychologische Beratung und Antidepressiva verordnet. Letztere können zahlreiche Nebenwirkungen hervorrufen, unter anderem Übelkeit, Schlafstörungen, Sehtrübung, Gewichtszunahme, Erschöpfung und sexuelle Störungen.

Curcumin ist anscheinend unbedenklich und wirksam und Patienten mit diagnostizierter Depression vertragen es gut. In Mäusemodellen erhöhte Curcumin die Menge der Neurotransmitter Serotonin, Noradrenalin und Dopamin im Gehirn, die eine Depression möglicherweise lindern können.[93] In Versuchen mit Menschen schwächte Curcumin allein oder zusammen mit Safran die Symptome einer Depression deutlich ab.[94] Die Wirkung war nicht dosisabhängig. Eine Studie zeigte, dass Curcumin sogar ähnlich wirksam ist wie Fluoxetin, ein häufig verordnetes Medikament gegen Depressionen. Alle Patienten vertrugen es gut und es rief im Gegensatz zum Fluoxetin keine Nebenwirkungen hervor.[95]

Blutverdünner

Blutgerinnsel sind notwendig, um Blutungen zu stillen; aber sie können sich auch an Orten bilden, wo sie gefährlich sind. In den Arterien und Venen entstehen bisweilen Blutklümpchen, mit denen der Körper versucht, Gewebsschäden mit Schichten aus

Fibrin und Blutplättchen zu reparieren. Das ist problematisch, weil diese Gerinnsel die Durchblutung verlangsamen. Sie können Blutgefäße sogar vollständig blockieren und sie können abbrechen und eine Vene oder Arterie an einer anderen Stelle im Körper verschließen. Das ist extrem gefährlich und kann einen Herzanfall oder Schlaganfall auslösen. Je nachdem, wo sich das Gerinnsel befindet, behandelt man es entweder mit Gerinnungshemmern oder mit Paracetamol oder Ibuprofen, um die Schmerzen und die Entzündung zu lindern. Einige Nebenwirkungen der Gerinnungshemmer sind schwere Hautblutungen, Zahnfleischblutungen, Bluterbrechen, Schmerzen in der Brust und lang andauerndes Nasenbluten.

Curcumin empfiehlt sich als Blutverdünner, um bei Risikopatienten die Bildung von Blutgerinnseln zu verhindern, ohne die Nebenwirkungen der traditionellen Medikamente hervorzurufen. Curcumin steigert die Produktion von Prostacyclin, das die Thrombozytenaggregation (Zusammenlagerung von Blutplättchen) hemmt. Interessant ist, dass Acetylsalicylsäure (Aspirin), die häufig verabreicht wird, um das Blut zu verdünnen, die Produktion von Prostacyclin hemmt.[96] Curcumin in einer bioverfügbaren Form ist als Blutverdünner wahrscheinlich wirksamer als Aspirin.

Lippenherpes

Lippenherpes, auch Bläschenausschlag genannt, ist eine Infektion mit *Herpes-simplex*-Viren (HSV-1), die Hautpartien rund um den Mund befällt. Mit Flüssigkeit gefüllte Bläschen bilden sich an den Lippen und in ihrer Umgebung. Sie brechen später auf und sondern eine klare Flüssigkeit ab. Dann bildet sich eine

Kruste. Die Bläschen treten meist in Gruppen auf und sind rot, geschwollen und entzündet; bisweilen werden sie von Fieber und geschwollenen Lymphdrüsen im Hals begleitet. Manchmal verschwindet der Ausschlag innerhalb weniger Tage, aber es kann auch Wochen dauern. Das Virus ist ansteckend und verbreitet sich durch Berühren der erkrankten Stellen und gemeinsames Benutzen von Geschirr, Zahnbürsten oder Rasierapparaten. Es dringt durch Kratzer oder winzige Schnittwunden in die Haut ein. Geben Sie also, wenn Sie infiziert sind, niemandem einen Gute-Nacht-Kuss und trinken Sie nicht aus demselben Glas! Wenn Sie einmal infiziert waren, bleibt das Virus bis ans Lebensende im Körper. Es ist nicht immer klar, warum es ausbricht, aber Stress und ein unterdrücktes Immunsystem gelten als Auslöser. Antivirale Cremes, Salben oder Tabletten können die Symptome lindern, aber meist beseitigen sie die Bläschen nur einen oder zwei Tage früher, als es ohne Behandlung geschehen wäre.

Diese paar Tage können für Menschen während eines Ausbruchs allerdings äußerst wichtig sein. Die Bläschen sind nicht nur schmerzhaft, sondern manchen Menschen auch peinlich. Das Prickeln kurz vor einem Ausbruch kann dazu führen, dass ein Betroffener fieberhaft nach einem Medikament sucht oder sich versteckt, bis der Ausschlag verschwunden ist.

Ein großes Problem ist die Resistenz vieler Virenstämme gegen die heutigen antiviralen Medikamente. Ein natürliches antivirales Mittel, vor allem eines, das man bei sich zu Hause findet, ist eine neue, leicht verfügbare Alternative im Kampf gegen das *Herpes-simplex*-Virus. Im Labor erwiesen sich Curcumin und zwei seiner Derivate als sehr wirksam – sie verhinderten die Replikation des Virus.[97]

Paste gegen Lippenherpes

- ¼ TL Rohhonig
- ⅛ TL gemahlene Kurkuma

1. Beim ersten Anzeichen für einen Bläschenausschlag den Honig mit der gemahlenen Kurkuma mischen.
2. Daraus eine Paste formen und betroffene Stellen damit einreiben.
3. 30 Minuten einwirken lassen, dann abspülen.
4. Diese Behandlung mehrmals am Tag wiederholen. Die Paste beschleunigt die Heilung und sollte auch Schmerzen und Juckreiz lindern.

Schnupfen

Der Schnupfen oder die Erkältung ist eine Erkrankung der Atemwege, die von vielen unterschiedlichen Viren verursacht werden kann. Sie ist sehr ansteckend und man kann sich infizieren, wenn man einen Türgriff, ein Treppengeländer, einen Wasserhahn etc. anfasst. Gelangt das Virus auf die Hände und man berührt anschließend den Mund oder die Nase, nisten sich die Erreger dort in der Schleimhaut ein. Als weitere Möglichkeit, sich mit Sicherheit anzustecken, reicht schon das Einatmen in der Nähe eines hustenden oder niesenden Infizierten. Wenn der Körper das gleiche Virus nicht schon vorher bekämpft hat, verfügt er nicht über die passenden Antikörper gegen diesen Erreger. Dann greift das Immunsystem das neue Virus an und die gefürchteten Symptome treten auf. Halsschmerzen, eine laufende oder verstopfte Nase, Niesen und Husten sind typische Anzeichen für einen Schnupfen. Es besteht kein Mangel an rezeptfreien Mitteln gegen jedes denkbare Symptom: Antihistamine, schleimlösende Tropfen, Nasensprays, Hustensäfte, Halstabletten und so weiter.

Eines der häufigsten Viren, die Erkältungen auslösen, ist das *Respiratorische Synzytial*-Virus. Silbernanopartikel zusammen mit Curcumin erwiesen sich als hochwirksame Mittel, um dieses Virus zu inaktivieren.[98] Als man Curcumin mit Lactoferrin kombinierte, einem Protein mit antiviraler Wirkung, und diese Mixtur gesunden Kindern verabreichte, die häufig erkältet waren, ging die Zahl der Infektionen zurück.[99] Probieren Sie dieses Getränk, um einen Schnupfen loszuwerden:

Heiße Kurkumamilch

- 240 ml Milch oder Pflanzendrink
- 1 TL Rohhonig
- ½ TL Kurkuma, gemahlen
- ¼ TL Ingwer, gemahlen
- ¼ TL Zimt
- 1 Prise schwarzer Pfeffer

Die Zutaten in einer Pfanne mischen und bei mittlerer Hitze unter ständigem Rühren auf dem Herd erwärmen.

Grippe

Die saisonale *Grippe* ist eine Erkrankung der Atemwege, die von *Influenza*-A- und *Influenza*-B-Viren verursacht wird. Die Viren sind ansteckend und man kann sich infizieren, indem man einen Gegenstand anfasst, auf dem sich Erreger befinden, und dann den Mund oder die Nase berührt. Infizierte, die husten oder niesen, stoßen dabei Viren aus und wenn andere diese Luft einatmen, können sie sich anstecken. Die Symptome können mild oder schwer, in bestimmten Fällen sogar tödlich sein. Mögliche Symptome sind unter anderem Fieber, Halsentzündung, eine laufende oder verstopfte Nase, Husten, Erschöpfung, Muskelschmerzen und Kopfschmerzen. Sofort nach dem Auftreten der ersten Symptome können antivirale Medikamente die Dauer der Krankheit um einen oder zwei Tage verkürzen und die Symptome lindern.

Jedes Jahr lassen sich viele Menschen impfen, um nicht an Grippe zu erkranken. Das ist jedoch keine Garantie dafür, dass sie nicht krank werden. Wenn sie dennoch erkranken und keine antiviralen Medikamente einnehmen wollen, weil sie Nebenwirkungen haben (zum Beispiel Übelkeit, Erbrechen, Durchfall und Kopfschmerzen), kann Curcumin dafür sorgen, dass es ihnen bald besser geht. Im Rahmen von Studien verringerte Curcumin die Entzündungsreaktion in Immunzellen von Menschen und Mäusen, die mit Grippeviren infiziert und dann mit Curcumin behandelt worden waren.[100] Die Folge wären eine mildere Infektion und weniger schwere Symptome. Außerdem hemmt Curcumin die Virusinfektion, indem es die Membranen der Erreger beschädigt, sodass der Zellinhalt austritt.[101] Dann kann das Virus sich nicht vermehren und im Körper ausbreiten und die Infektion ist früher beendet.

Durchfall

Unter Durchfall verstehen wir weiche, wässrige Stühle. Er ist ein sehr häufiges Problem und dauert meist ein paar Tage. Eine längere Dauer deutet auf eine Erkrankung hin, zum Beispiel auf Reizdarm. Magenkrämpfe und Magenschmerzen, Blähungen, Fieber, Übelkeit und Erbrechen gehen oft mit Durchfall einher. Durchfall entsteht, wenn der Stuhl sich so schnell durch den Dickdarm bewegt, dass der Darm keine Zeit hat, ihm ausreichend Wasser zu entziehen. Die Hauptursachen sind Viren, Bakterien und Parasiten. Nahrungsmittelunverträglichkeiten und viele Medikamente können bei empfindlichen Menschen ebenfalls Durchfall auslösen. Wenn ein Durchfall länger als einige Tage dauert, verschreiben Ärzte oft Antibiotika, sofern Bakterien oder Parasiten die Ursache sind.

Die zunehmende Resistenz gegen Antibiotika ist ein großes Problem bei der Behandlung bakterieller Infektionen. Wir müssen alternative Therapien entwickeln und anstelle der bisherigen Methoden – oder neben ihnen – anwenden, um Infektionen trotz dieser Resistenzen behandeln zu können. In einer Studie wurde Curcumin zusammen mit drei Antibiotika gegen fünf Bakterienstämme getestet, die Durchfall auslösen. Obwohl die Dosen der Antibiotika gesenkt wurden, blieben sie ebenso wirksam wie die ursprünglich höheren Dosen ohne Curcumin. Wegen eines synergistischen Effekts mit Curcumin war die Therapie mit einem Antibiotikum sogar wirksamer als zuvor.[102]

Verdauungsstörungen

Der Begriff Verdauungsstörung fasst verschiedene Symptome zusammen, unter anderem Blähungen, Sodbrennen, Aufstoßen, Übelkeit und Schmerzen im oberen mittleren Teil des Magens. Diese Symptome werden häufig durch Säurereflux hervorgerufen, eine Krankheit, bei der Magensäure in die Speiseröhre eindringt, weil der Muskel zwischen dem Magen und der Speiseröhre nicht richtig schließt. Dadurch wird die schützende Schleimhaut der Speiseröhre geschädigt. Die Folge ist, dass die gereizte Schleimhaut sich entzündet. Magengeschwüre, Entzündungshemmer und Infektionen sind weitere Ursachen. Infektionen behandelt man mit Antibiotika, der Reflux wird mit Säureblockern, H2-Rezeptor-Antagonisten und Protonenpumpenhemmern verringert. Prokinetika beschleunigen die Entleerung des Magens. Eine Ernährungsumstellung und der Verzicht aufs Rauchen sind ebenfalls hilfreich.

Die Medikamente, die bei Verdauungsstörungen hauptsächlich eingesetzt werden, können jedoch ihrerseits zahlreiche Störungen verursachen, unter anderem Durchfall, Verstopfung, Kopfschmerzen, Übelkeit, Erbrechen, Rückenschmerzen, Bauchschmerzen (was widersinnig klingt), Blähungen, Angst und Depressionen. Eine Alternative mit viel seltener auftretenden und geringeren Nebenwirkungen sind Pflanzenextrakte. Eine kommerzielle Mischung aus verschiedenen Pflanzen einschließlich Kurkuma wurde an Patienten mit Verdauungsstörungen getestet. Die Ursachen der Beschwerden waren unbekannt. Nach 60 Tagen wurde ein erheblicher Rückgang der Symptome verzeichnet. Bei 79 Prozent der Patienten hatte sich mindestens die Hälfte der Symptome gebessert.[103] In einer anderen Studie in sechs Krankenhäusern bekamen Patienten mit Verdauungsstörungen sieben Tage lang Kurkumakapseln oder Placebokapseln. Siebenundachtzig Prozent der Patienten, die Kurkuma eingenommen hatten, sprachen gut darauf an.[104] Die Nebenwirkungen waren mild und vorübergehend.

Reizdarmsyndrom

Das Reizdarmsyndrom, kurz Reizdarm oder RDS genannt, ist eine häufige Verdauungsstörung des Dickdarms. Es entsteht, wenn die Darmmuskeln sich stärker oder länger als normal zusammenziehen oder wenn die Kontraktionen so schwach sind, dass der Speisebrei zu langsam durch den Verdauungskanal befördert wird. Störungen im Nervensystem des Dickdarms können ebenfalls eine Ursache sein. Das RDS verändert jedoch nicht das Darmgewebe und vergrößert nicht das Krebsrisiko wie die entzündlichen Darmkrankheiten Morbus Crohn und Colitis ulcerosa. Es verringert aber die Lebensqualität, weil nicht vorhersehbar ist, wann Symptome auftreten – oft zu einem ungünstigen Zeitpunkt, der für den Kranken eine Belastung darstellt.

Bauchschmerzen und Bauchkrämpfe sind oft die ersten Anzeichen für einen gestörten Darm. Durchfall oder Verstopfung sind meist das nächste Stadium, begleitet von starken Blähungen und Schleim im Stuhl. Nicht selten wechseln sich Durchfall und Verstopfung ab. Das RDS ist chronisch und unheilbar; aber häufig verschwinden die Symptome eine Zeitlang, was für Betroffene eine Erleichterung ist. Die Ursache des RDS ist nicht bekannt, aber jeder Kranke hat seine eigenen Auslöser für die Symptome, unter anderem bestimmte Speisen, Stress, Hormone und andere Verdauungsstörungen. Oft wird eine Umstellung der Lebensweise empfohlen, um die Krankheit in den Griff zu bekommen. Betroffene müssen lernen, Speisen zu meiden, die für ihr RDS verantwortlich sind. Stressabbau und Probiotika werden empfohlen. Krampflösende Medikamente, Antidepressiva und Antibiotika können RDS-Symptome lindern, aber sie lösen bisweilen neue Verdauungsstörungen, Gewichtszunahme, Erschöpfung, Sehtrübungen oder Kopfschmerzen aus.

Der tägliche Konsum von Kurkuma kann unangenehme und manchmal schmerzhafte Symptome des RDS lindern. In einer Studie bekamen Patienten acht Wochen lang täglich einen standardisierten Kurkumaextrakt. Daraufhin wurden die Symptome erheblich schwächer und etwa zwei Drittel der Patienten berichteten von einer besseren Darmfunktion.[105] Das ist eine einfache und preiswerte Alternative zu rezeptpflichtigen Medikamenten, die geringe oder gar keine Nebenwirkungen hat.

Trockene Augen

Damit die Augen gesund bleiben, sind Tränen notwendig. Diese bestehen aus drei Schichten: Eine äußere ölhaltige Schicht verhindert, dass Tränen zu rasch trocknen. Eine wässrige mittlere Schicht säubert das Auge, indem sie Partikel und Staubkörner wegspült. Eine innere Schleimschicht trägt dazu bei, dass die wässrige Schicht über das ganze Auge verteilt wird, damit es feucht bleibt. Ist die Produktion einer dieser Schichten zu gering, können trockene Augen die Folge sein. Das ist eine sehr häufige Störung, an der Millionen von Menschen leiden, Frauen öfter als Männer. Sie ist nicht nur unangenehm, sondern äußerst lästig. Das Auge brennt, juckt, schmerzt oder fühlt sich schwer und müde an. Es kann rot und entzündet oder lichtempfindlich sein. Kontaktlinsen können Schmerzen verursachen. Es kann auch zu einer Überproduktion von Schleim oder Wasser kommen, weil das Auge versucht, den Mangel zu kompensieren. Aber damit ist das eigentliche Problem nicht gelöst. Künstliche Tränen können hilfreich sein. Wenn Sie diese Tropfen häufig verwenden, sollten Sie Produkte ohne Konservierungsstoffe kaufen, damit die Chemikalien in ihnen nicht die Augen reizen. Eine andere Möglichkeit sind winzige Stöpsel aus Silikon, die ein Augenarzt in den Tränenabflusskanal einsetzt, um den Kanal zu blockieren und die Oberfläche des Auges feucht zu halten.

Trockene Augen enthalten weniger Wasser und mehr Salz als normale Tränen. Der höhere Salzgehalt löst eine Entzündung im Auge aus. In einem Modell mit Hornhaut-Epithelzellen konnten Mediziner dank einer vorsorglichen Behandlung mit Curcumin die Produktion von Verbindungen hemmen, die Entzündungen fördern. Die Hornhaut-Epithelzellen wurden dabei nicht geschädigt.[106] Das lässt darauf schließen, dass Kurkuma oder Curcumin die Entzündung trockener Augen lindern können.

Augenentzündung

Schwellungen des Augengewebes können auf Infektionen, Verletzungen oder Autoimmunkrankheiten zurückzuführen oder Teil einer entzündlichen Erkrankung sein, die in anderen Körperteilen entstanden ist. Entzündungen des Auges kommen in jedem Alter vor, besonders oft im Alter zwischen 20 und 60 Jahren. Manche Fälle sind akut und heilen rasch, andere sind chronisch und hartnäckig und es kommt immer wieder zu Rückfällen. Das Sehvermögen ist geschwächt und die Patienten klagen oft über eine Trübung des Glaskörpers. Daran sind häufig weiße Blutkörperchen schuld, die aus Blutgefäßen im Auge ausgetreten sind. Getrübte Sicht, Rötung und Lichtempfindlichkeit kommen ebenfalls oft vor. Steroidale Entzündungshemmer werden verordnet, um Schwellungen, Schmerzen und weitere Gewebeschäden zu lindern. Einige Nebenwirkungen dieser Medikamente sind Osteoporose, Geschwüre, Grüner Star, Grauer Star, Herzinfarkte und Schlaganfälle.

Wegen der möglichen schweren Nebenwirkungen dieser Medikamente müssen wir bessere Methoden finden, um Augenentzündungen zu behandeln. Curcumin (375 Milligramm, dreimal am

Tag), bei einer chronischen Entzündung im vorderen Teil des Auges zwölf Wochen lang eingenommen, bewirkte, dass der Zustand des Auges sich besserte und die Rückfallquote sank. Die Ergebnisse waren ähnlich wie die einer Therapie mit Kortikosteroiden und es wurden keine Nebenwirkungen berichtet.[107] Der tägliche Konsum von Kurkuma oder Curcumin kann ausreichen, um die Dosis der Steroide zu senken oder um diese Medikamente abzusetzen.

Ekzeme

Hier handelt es sich um eine Gruppe von Erkrankungen, die eine juckende und entzündete Haut verursachen. Sie gehen oft mit Asthma oder Heuschnupfen einher und befallen bis zu 20 Prozent aller Babys und Kleinkinder. Bei den meisten Kindern heilt das Ekzem jedoch ab, bevor sie etwa zehn Jahre alt sind. Rund drei Prozent der Kinder und Erwachsenen leiden ihr Leben lang an einem Ekzem, das ständig kommt und geht. Während eines Ausbruchs ist die Haut verdickt, trocken und schuppig und löst Juckreiz aus. Die Haut kann rot oder braun und unnatürlich pigmentiert sein. Viele Faktoren können einen Ausbruch verursachen, zum Beispiel Kratzen, heiße Duschen, Stress, die Kleidung und Allergene. Fast alle Erkrankten haben *Staphylococcus aureus* auf der Haut. Diese Bakterien vermehren sich schnell, wenn sie in die Haut eindringen. Wenn das geschieht, verschlimmern sich die Symptome. Cremes und Medikamente gegen den Juckreiz und die Entzündung tragen dazu bei, die Symptome in den Griff zu bekommen, und Antibiotika können helfen, eine Infektion zu beseitigen.

Das Hauptziel der Behandlung besteht darin, den Juckreiz zu lindern, weil Kratzen zu einer Infektion führen kann. Curcumin bewirkt bei Mäusen, dass sie sich seltener kratzen,[108] und es lindert den Juckreiz bei Menschen, zum Teil dadurch, dass es die Ausschüttung entzündungsfördernder Proteine durch die Leber verringert.[109] Da Curcumin Entzündungen hemmt, kann es dazu beitragen, die Schwellung und Rötung erkrankter Hautpartien zu lindern. Eine andere Verbindung in der Kurkuma, die Hydroxyzimtsäure, hemmt die Aktivierung von T-Zellen und die Produktion von Proteinen, die für die Entzündungsreaktion notwendig sind.[110] Das kann die Häufigkeit von Ausbrüchen verringern und die Reaktionen des Immunsystems dämpfen. Wenn die Bakterien eine Hautentzündung hervorrufen, kann Curcumin sie vernichten, indem es ihre Membranen beschädigt, sodass der Zellinhalt austritt.[111] Curcumin, in Kapseln eingenommen oder auf die Haut aufgetragen, ist eine vielversprechende Hilfe bei der Behandlung von Ekzemen.

Schuppenflechte

Die Schuppenflechte *(Psoriasis)* ist eine weit verbreitete Hauterkrankung, die entsteht, wenn Hautzellen zehnmal schneller wachsen als normal. Die Folge sind erhabene rote Plaques mit silbernen Schuppen auf der Haut. Diese Flecken können jucken und schmerzen und die Haut kann trocken und rissig sein und bluten. Manchmal sind die Nägel ebenfalls vernarbt und verfärbt. Bis zu 30 Prozent der Patienten erkranken auch an *Psoriasis-Arthritis* und klagen über Schmerzen und Schwellungen in den Gelenken. Typisch für die Schuppenflechte sind Krankheitsschübe mit Phasen der Remission (zeitweise Rückbildung der Symptome) dazwischen. Mögliche Auslöser der Krankheit sind Stress, bestimmte Medikamente, Infektionen, Hautverletzungen, Rauchen und kaltes Wetter. Ein Teil der weißen Blutkörperchen greift gesunde Hautzellen an und löst Immunreaktionen aus, die wiederum eine Vermehrung der Hautzellen, Rötung, Entzündungen und andere Symptome hervorrufen. Eine Heilung gibt es nicht, aber man bekommt eine Schuppenflechte mit Cremes, Lichttherapie, Tabletten oder Injektionen in den Griff.

Bis heute können Betroffene bestenfalls hoffen, die Remissionsphasen so lange wie möglich zu verlängern und die Schübe zu behandeln, sobald sie auftreten.

Cremes in Verbindung mit Ultraviolett-A-Strahlen (UVA-Strahlen) sind die bevorzugte Behandlung für die moderate bis schwere Plaque-Schuppenflechte. Mit Curcumin in Kapseln erzielt man jedoch ähnliche Ergebnisse, wenn man sie mit einer Lichttherapie (mit natürlichem Licht) verbindet. Curcumin zusammen mit UVA-Strahlen erwies sich in einer Studie ebenfalls als wirksam. Diese Therapie verkleinerte die erkrankte Hautfläche, wenn auch etwas weniger als Curcumin und sichtbares Licht.[112] Das zeigt, dass Bestrahlungen mit sichtbarem Licht viel weniger schädlich sind als UVA-Bestrahlungen; sie wären daher eine bessere Therapie als die derzeitigen Verfahren.

Wundheilung

Hautwunden sind etwas Alltägliches. Wir schneiden uns eine Fingerkuppe auf, wenn wir Möhren schnippeln, oder wir rutschen auf einem Kiesweg aus und schürfen ein Knie auf. Schnitt- und Schürfwunden reißen die Haut auf und lösen oft eine Blutung aus.

Wenn die Wunde tief ist, stark blutet oder Splitter darin stecken, ist ärztlicher Rat angezeigt. Kleine Wunden können Sie zu Hause versorgen. Waschen Sie sich die Hände mit Wasser und Seife.

Reinigen Sie die Wunde unter kühlem, sauberem Wasser, um Schmutz und Partikel zu entfernen. Danach waschen Sie sie mit Wasser und Seife. Tragen Sie dann eine antibiotische Salbe auf die saubere Wunde auf.

Curcumin ist dafür bekannt, dass es die Wundheilung fördert. Als Antioxidans dämpft es die Entzündungsreaktion des Immunsystems und lindert Schwellungen und Schmerzen. Außerdem fördert es den Aufbau von neuem Gewebe, das die Wunde schließt. In einer Studie wurde eine angereicherte Curcumincreme einmal am Tag auf die Wunden von Ratten aufgetragen. Nach 14 Tagen konnte eindeutig verbesserte Wundheilung festgestellt werden, neue Hautzellen waren gewachsen, neue Blutgefäße hatten sich gebildet, Kollagen war produziert worden und neues Bindegewebe entstanden. Wunden hatten sich mit gesundem Gewebe gefüllt. Das Wachstum von Bakterien war gehemmt worden.[113] Diese Ergebnisse wurden sowohl bei normalen Wunden als auch bei langsam heilenden Wunden, zum Beispiel bei Diabetikern, erzielt. Curcuminkapseln und Curcumincremes förderten die Wundheilung gleichermaßen.[114]

Kurkumapaste für oberflächliche Wunden

- 1 TL Kokosöl
- ¼ TL gemahlene Kurkumawurzel

1. Beide Zutaten mischen und gleichmäßig auf der Wunde verteilen.
2. Mit einer Bandage abdecken, damit die Paste nicht die Kleidung verschmutzt.

Gesundes Herz

Reaktive Sauerstoffspezies (ROS) sind Moleküle und freie Radikale, die als Nebenprodukte chemischer Prozesse im Körper entstehen. ROS zerstören Zellen und sind mitursächlich am Altern, an chronischen Krankheiten und an Krebs. Wenn die körpereigenen Antioxidantien die Menge der ROS nicht mehr bewältigen können, steht der Körper unter oxidativem Stress. Der Herzmuskel ist nicht immun gegen die zerstörerischen ROS. Diese können die Größe, Form, Struktur und Funktion des Herzens verändern und sogar Herzversagen auslösen. Umweltfaktoren wie Schadstoffe in der Luft, Tabak, Rauch, Strahlung und Medikamente können den ROS-Spiegel erhöhen.

Der Körper verteidigt sich gegen ROS mithilfe von Antioxidantien. Diese fangen die ROS ein und stabilisieren sie, sodass sie keinen Schaden mehr anrichten. Wenn der ROS-Spiegel erhöht ist, sind mehr Antioxidantien erforderlich, um die ROS zu entschärfen. Eine Homöostase ist aber nur möglich, wenn der Körper genügend Reserven besitzt. Manchmal braucht er jedoch zusätzliche Antioxidantien, um dieses Gleichgewicht herbeizuführen und nicht unter oxidativem Stress zu leiden. Curcumin ist ein Antioxidans und kann verhindern, dass ROS den Herzmuskel schädigen. Diese Art Schaden wird oft von Adriamycin *(Doxorubicin)* angerichtet, einem Medikament, das in der Krebstherapie verwendet wird. Adriamycin eröht den ROS-Spiegel, sodass die ROS das Herzmuskelgewebe angreifen. In einer Studie wurde Ratten sieben Tage vor und zwei Tage nach einer Adriamycin-Injektion Curcumin verabreicht. Dadurch wurde die Schädigung des Herzmuskels erheblich reduziert.[115] Curcumin steigert den Vorrat des Körpers an Antioxidantien und schützt nicht nur das Herz, sondern auch andere Körpergewebe. Man kann es auch zusammen mit Adriamycin einnehmen, um die Schädigung des Herzens durch ROS während der Krebstherapie zu verringern. Sprechen Sie aber mit Ihrem Arzt, bevor Sie in einem solchen Fall Curcumin zu sich nehmen.

Gesunde Leber

Die Leber ist das größte innere Organ des Menschen. Sie filtert Toxine aus dem Blut, damit sie keine Gewebe schädigen. Wird das Lebergewebe selbst geschädigt, kann die Leber sich regenerieren und neues, gesundes Gewebe aufbauen. Wenn der Schaden jedoch zu groß ist, wird die Leber krank und arbeitet nicht mehr optimal. Mögliche Ursachen einer Leberstörung sind Hepatitis A, B und C, Leberzirrhose, eine nichtalkoholische Fettlebererkrankung und alkoholische Hepatitis. Gifte, Medikamente und Viren sind weitere Ursachen. Symptome sind unter anderem eine Unterleibsschwellung und Unterleibsschmerzen, Hautblutungen, Appetitverlust und Gelbsucht.

Die Leber wird ständig mit gefährlichen Stoffen überschwemmt, die die Gesundheit verschiedener Körpergewebe oder des ganzen Organismus gefährden. Wenn der Organismus sie nicht in harmlose Substanzen umwandelt oder ausscheidet, werden sie toxisch und beeinträchtigen die wichtigen Leberfunktionen. Daher müssen wir die Leber schützen, damit sie den Rest des Körpers auch in Zukunft verteidigt. Curcumin sorgt für diesen Schutz, wie eine Reihe von Studien zur Lebertoxizität belegt. Medikamente, die während einer Tuberkulosetherapie eingenommen werden, führen bei bis zu elf Prozent der Patienten zu Leberschäden.[116] Curcumin und *Tinospora cordifolia*, ein anderer Pflanzenextrakt, wurden Tuberkulosepatienten zusammen mit der üblichen

Therapie verabreicht. Diese Kräuter verhinderten Leberschäden durch die Medikamente in erheblichem Umfang und ohne Nebenwirkungen.[117] Zudem linderte Curcumin die Wirkung anderer Verbindungen, die für die Leber schädlich sind, erheblich. Die Gifte Thalliumazetat,[118] Eisen,[119] Alkohol und oxidiertes Öl[120] wurden auf ihre Wirkung auf die Leber von Ratten getestet. Curcumin verringerte oxidativen Stress und negative Auswirkungen auf biochemische Prozesse, die jede dieser Verbindungen in Gang setzte. Offenbar schützt die vorbeugende Einnahme von Curcumin vor toxischen Substanzen in der Umwelt und im Essen, die der Leber ansonsten ständig schaden.

Migräne

Migräne nennen wir schwere Kopfschmerzen, meist in einer Seite des Kopfes, die mit Übelkeit, Erbrechen sowie Licht- oder Geräuschempfindlichkeit einhergehen. Warnsignale für Migräne sind beispielsweise blinde Flecke im Sehfeld, Lichtblitze oder Prickeln im Gesicht, in den Armen oder in den Beinen. Eine Migräne kann so heftig sein, dass Betroffene gezwungen sind, sich zurückzuziehen und hinzulegen, bis der Anfall abklingt. Es gibt verschiedene Ursachen für Migräne. Einige Auslöser sind Veränderungen im Hormonhaushalt, Nahrungsmittelallergien, Stress, einige Medikamente, Sinnesreize und Veränderungen in der Umwelt, zum Beispiel ein Luftdruckabfall vor einem Gewitter. Das können auch Symptome einer Krankheit sein. Schmerzmittel und Medikamente gegen Übelkeit werden häufig eingesetzt, um die Symptome zu lindern.

Der *Tumor-Nekrose-Faktor*-α (TNF-α) ist ein entzündungsförderndes Protein, das offenbar eine Rolle bei Migräne spielt. Im

Rahmen einer Studie erhielten Migränepatienten zwei Monate lang Nano-Curcumin, kombiniert mit Omega-3-Fettsäuren. Diese Behandlung senkte den TNF-α-Serumspiegel und die Häufigkeit der Migräneanfälle auf synergistische Weise erheblich.[121] Beide Verbindungen zusammen könnten vielen Migränepatienten helfen, Entzündungen und Schmerzen zu lindern und die Zahl der Migräneanfälle zu verringern.

Neuropathische Schmerzen als Diabetes-Komplikation

Die häufigste chronische Komplikation des Diabetes ist die *Neuropathie*, eine Schädigung der Nerven im ganzen Körper. Es gibt vier Arten davon: Die periphere *Neuropathie* ist die häufigste und verursacht Prickeln, Brennen oder stechende Schmerzen in den Füßen, Beinen, Händen und Armen. Die Schmerzen können nachts stärker werden. Bis zu 50 Prozent der Patienten haben keine Schmerzen. Oft werden Arme und Beine taub, sodass sich das Risiko für Fußgeschwüre und Amputationen vergrößert. Die *autonome Neuropathie* befällt die Nerven, die das Herz, das Verdauungssystem, die Geschlechtsorgane, die Schweißdrüsen und die Harnblase steuern, und stört die Funktion dieser Organe. Die proximale *Neuropathie* schwächt die Nerven in den Oberschenkeln, Hüften, Gesäßbacken und Beinen. Plötzliche starke Schmerzen oder Schwierigkeiten beim Aufstehen sind Anzeichen für diese Störung. Von der *Mononeuropathie* ist nur ein Nerv betroffen.

Die diabetische *Neuropathie* hängt mit einem hohen Blutzuckerspiegel zusammen und verschlimmert sich oft im Alter und bei längerer Dauer der Krankheit. Bluthochdruck, Fettleibigkeit, ein hoher Cholesterin- oder Triglyceridspiegel und Rauchen sind

Mitursachen. Am besten bekommt man diabetische Nervenschmerzen in den Griff, wenn man den Blutzuckerspiegel genau überwacht und reguliert. Schmerzmittel wirken nicht bei jedem Patienten und haben viele Nebenwirkungen.

Diese Krankheit ist schwer zu behandeln und die Schmerzlinderung durch Medikamente rechtfertigt oft nicht die damit verbundenen zusätzlichen Gesundheitsrisiken. In einer Studie verringerte eine langfristige Behandlung mit Curcumin bei diabetischen Mäusen die Schmerzempfindlichkeit erheblich, vielleicht weil Curcumin die Freisetzung von Faktoren hemmt, die an der systemischen Entzündung und an der Übertragung von Nervenschmerzsignalen beteiligt sind.[122] Curcumin kann auch helfen, das Fortschreiten der Neuropathie zu verlangsamen, weil es den Blutzuckerspiegel stabilisiert und bei Diabetikern moduliert.[123] Zudem steigert es die Insulinsekretion.[124] Kurkuma und vor allem Curcumin sind also vielversprechende Alternativen zur langfristigen Anwendung von rezeptpflichtigen Medikamenten, die Nervenschmerzen lindern.

Muskelschmerzen

Nach monatelanger Inaktivität scheint es eine gute Idee zu sein, intensiv Fußball zu spielen oder mit einem Freund joggen zu gehen. Die Idee wirkt am nächsten Tag meist nicht mehr so gut, weil jeder Muskel steif ist und schmerzt. Vorbeugende Maßnahmen können vor Muskelschmerzen durch Überlastung schützen. Andere mögliche Ursachen sind Verspannungen, Stress und Krankheiten. Die Schmerzen können in jedem Körperteil auftreten und mehrere Stunden bis mehrere Monate andauern. Muskelkater nach einer sportlichen Betätigung entsteht durch winzige Muskelfaserrisse, Schmerzen aufgrund einer Krankheit können von einer Entzündung ausgelöst werden.

Curcumin kann die verzögerten Muskelbeschwerden lindern, die nach intensivem Training oder nach dem Training neuer Muskelgruppen häufig auftreten. Siebzehn Männer bekamen in einer Studie entweder zweimal am Tag je 2,5 Gramm Curcumin oder ein Placebo. Der Test begann zwei Tage vor dem Training und dauerte bis zum dritten Tag nach dem Training. Nach einem und zwei Tagen bemerkten die Teilnehmer eine moderate bis deutliche Schmerzlinderung bei einbeinigen Kniebeugen, bei Squat Jumps und beim Dehnen der Gesäßmuskeln. Bei einbeinigen Sprüngen war eine kleine Leistungssteigerung zu verzeichnen.[125] Curcumin kann Muskelschmerzen lindern und vielleicht sogar die Leistung in folgenden Workouts verbessern.

Zahnschmerzen

Schmerzen in einem Zahn oder in seiner Umgebung sind stechend oder pulsierend. Die Zahnschmerzen können dauerhaft sein oder nur auftreten, wenn Druck auf den Zahn ausgeübt wird. Die häufigste Ursache ist eine Reizung der Zahnwurzel. Manchmal schwillt das Zahnfleisch rund um den Zahn an. Kopfschmerzen können ebenfalls auftreten. Weitere mögliche Ursachen sind Karies, beschädigte Füllungen, Zahnfleischentzündung, eine Verletzung des Zahnes oder Zähneknirschen. Oft ist eine Zahnbehandlung notwendig. Rezeptfreie Schmerzmittel können die Schmerzen und die Entzündung zeitweilig dämpfen.

Eine Alternative zu diesen Medikamenten, zum Beispiel Ibuprofen oder Paracetamol, ist Kurkuma. Sie wirkt entzündungshemmend und lindert Schwellungen im Mund und danach die Schmerzen. (Siehe Kurkuma-Mundwasser, Seite 34.)

Wurzelkanalentzündung bei Milchzähnen

Wenn ein Zahn ein tiefes Loch hat, das bis zum Zahnmark (*Pulpa*) und zum Zahnnerv reicht, können Bakterien tief in den Zahn eindringen und eine Infektion in Gang setzen. Wird der Schaden nicht behoben, breitet sich die Infektion ins Blut aus und verursacht eine ganze Reihe von Beschwerden.

Um das zu verhindern, ist eine Wurzelkanalbehandlung ratsam, die den Zahn retten und die Bakterien beseitigen kann. Dabei wird das Zahnmark entfernt und der dadurch entstandene Hohlraum mit einer sterilen Füllung versiegelt. Diese Materialien können allerdings ins Blut gelangen und überall im Körper Schäden verursachen. Deshalb ist es wichtig, unbedenkliche phytochemische Füllungen mit antibakterieller Wirkung zu verwenden. Es mag unnötig erscheinen, einen Milchzahn zu retten, aber die Zähne sind sehr wichtig für die Sprachentwicklung und für die korrekte Ausrichtung der folgenden Zähne.

Als Alternative ersetzten Mediziner im Rahmen einer Studie das infizierte Mark durch Kurkumapulver, gemischt mit destilliertem Wasser und einer strahlendurchlässigen Substanz. Nach sechs Monaten hatten 93 Prozent der Kinder keine Schmerzen mehr und keines von ihnen hatte empfindliche Zähne oder eine Fistel – Symptome, die auf eine Infektion hindeuten würden. Dank seiner entzündungshemmenden und antibakteriellen Wirkung kann Kurkumapulver offenbar die Gesundheit infizierter Milchzähne gefahrlos wiederherstellen.[126]

Oraler Lichen planus

Diese allergische Reaktion, die auch Knötchenflechte genannt wird, befällt den Mund und bisweilen auch die Haut, die Speiseröhre und die Schleimhaut der Vagina. Sie kommt recht häufig vor, bei etwa zwei Prozent der Bevölkerung, vor allem aber bei Frauen über 50. Sie sieht aus wie ein filigranes weißes Muster. Diese milde Form befällt hauptsächlich die Wangen und erfordert meist keine Behandlung. Eine andere Form erscheint als hellrotes und entzündetes Gewebe auf dem Zahnfleisch, auf der Zunge und an den Wangen. Die oberste Schicht der Schleimhaut löst sich auf und das Essen und Trinken wird schmerzhaft. In schweren Fällen bilden sich Geschwüre, die chronische Schmerzen und Unbehagen auslösen. Kortikosteroide lindern die Entzündung und halten die Symptome in Schach.

Eines der Kortikosteroide, mit denen man den *oralen Lichen planus* behandelt, ist Triamcinolonacetonid. Es dämpft die Entzündung und Rötung der Mundhöhle und lindert Mundgeschwüre. Dieses Kortikosteroid wurde im Rahmen einer Studie einer Gruppe von Patienten verabreicht, bei denen *oraler Lichen planus* diagnostiziert worden war. Zwei andere, vergleichbare Gruppen erhielten drei Monate lang ein Curcumin-Mundgel, entweder in einer niedrigen oder in einer hohen Dosis. In allen drei Gruppen waren die Rötung des Mundgewebes und die Geschwürbildung deutlich verringert, ebenso das Brennen, ein ebenfalls häufiges Symptom. Triamcinolonacetonid war am wirksamsten, gefolgt vom Curcumingel in hoher Dosierung. Die Autoren empfehlen, Kortikosteroide einzusetzen, um die Krankheit in den Griff zu bekommen, und dann zu Curcumin zu wechseln, damit der *orale Lichen planus* im Stadium der Remission bleibt.[127]

Osteopenie

Die *Osteopenie* wird oft mit der Osteoporose verwechselt. Bei beiden liegt eine ungewöhnlich geringe Knochendichte vor, doch *Osteopenie* ist weniger ernst.

Knochen enthalten Mineralien, die sie stark und dicht machen. Der Körper baut ständig alte Knochenzellen ab und stellt mithilfe von Kalzium neue her. Die höchste Knochendichte erreichen wir etwa im Alter von 30 Jahren. Danach übertrifft die Reabsorption der Knochenzellen allmählich die Bildung neuer Knochenzellen und die Knochenmasse nimmt ab. Dadurch werden die Knochen schwächer und brechen leichter. Der Verlust von Östrogen während der Menopause, Kalzium- und Vitamin-D-Mangel, Rauchen, Alkoholmissbrauch und einige Medikamente und Krankheiten sind Risikofaktoren, die zur Entwicklung der Osteopenie beitragen. Diese Krankheit kommt bei Frauen häufiger vor, weil sie kleinere und dünnere Knochen als Männer haben. Oft erfahren Betroffene erst durch eine Knochendichtemessung, dass sie an dieser Krankheit leiden.

Es ist wichtig, starke Knochen zu bewahren und einer zu geringen Knochenmasse vorzubeugen, da sie eine Vorstufe der Osteoporose ist. Neben einer Umstellung der Ernährungs- und Lebensweise und regelmäßigem Krafttraining kann Curcumin das Fortschreiten des Knochenabbaus verhindern. In einer Studie erhielten gesunde Probanden Curcumin in Kapseln. Eine Kontrollgruppe bekam kein Curcumin. Nach 24 Wochen wurde die Knochendichte in der Ferse, im kleinen Finger und im Oberkiefer gemessen. Sie war in der Curcumingruppe deutlich höher als zuvor, während in der Vergleichsgruppe keine Veränderung beobachtet wurde.[128]

Verstauchungen

Bänder bestehen aus faserigem Gewebe, das Knochen miteinander verbindet. Wenn ein Band reißt oder überdehnt wird, kann eine Verstauchung die Folge sein. An der verletzten Stelle kommt es dann zu Schmerzen, Schwellungen und Blutergüssen und der Bewegungsspielraum ist eingeschränkt. Am häufigsten kommen Verstauchungen des Knöchels vor, die beim Gehen oder Laufen auf unebenem Gelände entstehen. Auch Knie, Handgelenke und Daumen sind oft betroffen. Gründliches Aufwärmen vor dem Training, Pausen, wenn die Muskeln erschöpft sind, und gute Laufschuhe verringern das Risiko für Verstauchungen. Auch korrektes Muskeltraining trägt dazu bei, Sportverletzungen vorzubeugen. Die meisten Verstauchungen können Sie zu Hause behandeln. Entlasten Sie das erkrankte Gelenk, legen Sie 20 Minuten lang eine Eispackung auf und wiederholen Sie das alle paar Stunden. Legen Sie einen Druckverband an und lagern Sie das Bein oder den Arm hoch. Das sollte die Schwellung lindern. Schmerzen können Sie mit rezeptfreien Medikamenten lindern, zum Beispiel mit Ibuprofen oder Paracetamol. Schwerere Verstauchungen sollten ein Arzt und ein Physiotherapeut behandeln.

Wenn die Schwellung zurückgeht, lassen auch die Schmerzen nach. Curcumin in Kapseln und in Cremes ist dabei hilfreich.

Kurkumapaste bei Verstauchungen

- 2 Teile gemahlene Kurkuma
- 1 Teil Salz
- etwas Wasser

1. Zwei Teile gemahlene Kurkuma mit einem Teil Salz mischen und nur so viel Wasser dazugeben, dass eine Paste entsteht. Die Paste auf dem verstauchten Gewebe verreiben und den Knöchel in ein Tuch wickeln.
2. Das Tuch bleibt dauerhaft verfärbt, die Haut vorübergehend. Um die gelbe Farbe von der Haut zu entfernen, reiben Sie mit einem mit Kokosöl getränkten Wattebausch über die Haut.

Gemahlene Kurkuma können Sie essen, in Gemüsepfannen, Currys, heiße Milch oder heißen Tee streuen oder in Kapselform einnehmen. Kurkuma und Bromelain, eine andere entzündungshemmende Verbindung, wirken synergistisch zusammen und beseitigen Schwellungen zuverlässig. Nehmen Sie beide zwei- bis dreimal am Tag ein, um die Verstauchung zu heilen.

Prämenstruelles Syndrom

Frauen im gebärfähigen Alter bekommen kurz vor den ersten paar Tagen der Menstruation oder während der ersten Tage oft Schmerzen und Krämpfe. Die Schmerzen im Unterbauch, in den Hüften, im Rücken und in den Oberschenkeln können leicht bis stark sein und werden als dumpf und pochend beschrieben. Sie dauern meist 12 bis 72 Stunden und halten manche Frauen davon ab, ihren normalen Aktivitäten nachzugehen. Das geschieht, wenn die Muskeln der Gebärmutter sich zu stark zusammenziehen und Druck auf benachbarte Blutgefäße ausüben.

Die Sauerstoffversorgung dieser Muskeln wird dann vorübergehend unterbrochen und die Folge sind Schmerzen. Rezeptfreie Schmerzmittel und die Antibabypille können die Schmerzen lindern. Primäre menstruelle Krämpfe treten in jedem Zyklus auf und können mit Übelkeit, Erbrechen, Durchfall und Erschöpfung einhergehen. Sekundäre Menstruationsbeschwerden haben hingegen eine tieferliegende Ursache, zum Beispiel Erkrankungen der Geschlechtsorgane oder eine Infektion.

Das Hauptziel der Behandlung besteht darin, die Schmerzen und die Symptome zu lindern.

Curcumin kann dabei helfen. In einer Studie wurden gesunde Frauen mit prämenstruellem Syndrom in zwei Gruppen eingeteilt. Die erste bekam sieben Tage vor Beginn der Monatsblutung 100 Milligramm Curcumin. Drei Tage nach der Blutung endete die Behandlung. Der zweiten Gruppe gaben die Mediziner während des gleichen Zeitraumes Placebos. Die Frauen in der Curcumingruppe berichteten von einer deutlichen Besserung ihrer prämenstruellen körperlichen Symptome und ihrer Stimmungsschwankungen verglichen mit den Symptomen vor der Studie. Die Frauen in der Placebogruppe bemerkten keine Besserung.[129] Man vermutet, dass das Curcumin diese Wirkungen entfaltet, weil es Entzündungen hemmt, Schmerzen lindert und die Aktivität der Neurotransmitter reguliert und dadurch die Stimmung bessert.

Gewichtsabnahme

Zu viel Körperfett vergrößert das Risiko für Gesundheitsprobleme wie Diabetes, Herzkrankheiten und bestimmte Krebsarten. Eine Gewichtsabnahme kann Beschwerden beseitigen oder verhindern, deren Ursache Übergewicht ist. Fett sammelt sich an, wenn Sie mehr Kalorien zu sich nehmen, als Sie verbrauchen. Der Körper speichert die überschüssigen Kalorien in Form von Fett. Sport und gesunde Ernährung mit ausreichender Kalorienzufuhr tragen dazu bei, das gespeicherte Fett zu verbrennen und das Gewicht zu verringern.

Stoffwechselprozesse, die bei der zunehmenden Fettablagerung auftreten, lösen eine leichte chronische Entzündung aus. Die entzündungshemmende Verbindung Curcumin fördert die Gewichtsabnahme, indem sie direkt mit dem weißen Fettgewebe reagiert, also mit dem Gewebe, das überschüssiges Fett speichert. Curcumin fördert zudem die Expression eines entzündungshemmenden Proteins und hemmt die Bildung neuer Fettzellen.[130] In einer Studie wurde Übergewichtigen 30 Tage lang Curcumin verabreicht. Die Folge waren Gewichtsabnahme, eine Verringerung des Körperfetts und eine Abnahme der Taille, des Hüftumfangs und des Body-Mass-Index.[131] Offenbar schützt Curcumin sogar vor einer neuerlichen Gewichtszunahme nach einer Diät, die mit Sport verbunden wurde.[132] Die gute Verträglichkeit und das Fehlen von Nebenwirkungen machen Curcumin zu einem nützlichen Helfer für Übergewichtige, die abnehmen und auf Medikamente verzichten wollen, deren unangenehme Nebenwirkungen bekannt sind.

West-Nil-Virus

Das West-Nil-Virus (WNV) breitet sich von Vögeln, seinen natürlichen Wirten, auf Stechmücken und von diesen auf Menschen aus. Wenn Stechmücken Blut von infizierten Vögeln saugen, gelangt das Virus in die Speicheldrüsen der Mücken, die dann mühelos Menschen stechen und infizieren können. Das ist der häufigste Übertragungsweg, aber auch Organverpflanzungen, Bluttransfusionen und Muttermilch können das Virus verbreiten. Etwa 80 Prozent der Menschen, die das WNV in sich tragen, haben keine Symptome. Die restlichen 20 Prozent leiden oft an Kopfschmerzen, Fieber, Erschöpfung, Schmerzen im Körper, Übelkeit und Erbrechen. Diese Symptome gehen manchmal mit Ausschlag und geschwollenen Lymphdrüsen einher. Bei einigen wenigen Infizierten entwickelt sich eine schwere Infektion, die das Nervensystem befällt und zu Lähmung führen kann. Die Behandlung dieser Patienten erfolgt zu Hause oder im Krankenhaus. *Culex Quinquefasciatus* ist die Stechmücke, die dieses Virus beherbergt. Sie ist eine weit verbreitete subtropische Spezies, die auf der ganzen Welt vorkommt.

Zurzeit ist kein Impfstoff und keine spezielle antivirale Therapie für das WNV verfügbar. Das Beste ist, sich nicht von *Culex* stechen zu lassen, um nicht infiziert zu werden. Es ist vielleicht nicht möglich, während der Stechmückensaison im Haus zu bleiben, aber ein wirksames Insektenspray, wenn möglich auf *Culex* zugeschnitten, sicherlich hilfreich. Kurkumaöl mit Vanillin schreckt die Mücke bis zu acht Stunden lang ab und hat eine ähnliche Schutzwirkung wie die üblichen Insektensprays.[133]

Stechmückentinktur

- 2 Tropfen ätherisches Kurkumaöl
- 2 Tropfen ätherisches Vanilleöl
- 1 TL Öl (z.B. Mandelöl, Jojobaöl etc.)

1. Mischen Sie alle Zutaten zusammen.
2. Reiben Sie exponierte Hautpartien ein, um sie vor Stichen zu schützen.

Kurkuma tötet auch die Larven dieser Stechmücke ab und kann in Bekämpfungsmaßnahmen gegen diese Insekten eingesetzt werden, damit die Population klein bleibt. Benötigt wird nur eine sehr kleine Menge und andere Organismen nehmen keinen Schaden.[134]

Zika-Virus-Infektion

Die Stechmücke *Aedes* beherbergt das Zika-Virus. Dieselbe Mücke verbreitet auch das Denguefieber und das Gelbfieber. Diese Insekten leben im Freien und in Häusern und stechen Menschen meist tagsüber; aber sie sind auch nachts aktiv. Der Stich einer infizierten Stechmücke überträgt das Virus auf einen Menschen und löst einige Tage lang leichte Symptome aus: Fieber, Ausschlag, Gelenkschmerzen, Muskelschmerzen, Kopfschmerzen und rote Augen. Das Virus kann auch durch sexuelle Kontakte und während der Schwangerschaft von der Mutter auf das Kind übertragen werden. Es ist gefährlich für den Fetus und kann zu schweren Gehirnschäden führen, unter anderem zu *Mikrocephalie* (Kleinköpfigkeit). Da diese Krankheit meist mild verläuft (außer bei Babys), ist keine spezifische Behandlung erforderlich. Ruhe, Flüssigkeit und rezeptfreie Schmerzmittel und Fiebertabletten werden empfohlen.

Es ist wichtig, Stechmücken in bestimmten Gegenden zu dezimieren oder auszurotten, damit die Gefahr, gestochen zu werden, sinkt. Leeren Sie stehendes Wasser und andere Brutstätten für Stechmücken aus. Tragen Sie im Freien schützende Kleidung, die den Körper möglichst vollständig bedeckt. Verwenden Sie Insektenrepellents und halten Sie Türen und Fenster geschlossen, wenn Sie keine Insektennetze haben. Die WHO empfiehlt Repellents, die Diethyltoluamid (DEET) oder IR3535 (Ethylbutylacetylaminopropionat, auch EBAAP) enthalten. Beide sind wirksam, können aber die Augen stark reizen, und beide können Plastik auflösen.

Eine natürliche Alternative ist Kurkuma. Das ätherische Öl aus der Kurkuma schreckte in einer Studie *Aedes aegypti* 150 Minuten lang ab.[135] Als unterschiedliche Pflanzenteile untersucht wurden, zeigte sich, dass die ätherischen Öle aus dem Blatt und aus dem Rhizom sowie ein Ethanolextrakt aus dem Rhizom die Stechmücken ähnlich zuverlässig abschreckten wie DEET. Die reine Verbindung ar-Tumeron in der Kurkuma war wirksamer als DEET.[136] Diese Öle kann man mit ätherischem Vanilleöl und einem Trägeröl kombinieren und direkt auf die Haut auftragen oder auf die Kleidung sprühen, um sich zu schützen.

3
Schönheitspflege

Akne

Akne ist eine Hauterkrankung, die zu schwarzen und weißen Pickeln, Mitessern, Zysten und Knötchen führen kann. Sie tritt oft im Gesicht auf, manchmal aber auch am Hals, auf der Brust, auf dem Rücken, auf den Oberarmen und Schultern und auf dem Gesäß. Akne ist das häufigste Hautproblem. Sie entsteht, wenn abgestorbene Hautzellen zusammen mit Talg in den Poren verkleben. Manchmal bleiben auch Bakterien, die auf der Haut leben, mit den abgestorbenen Zellen in den Poren kleben. Dadurch entsteht ein idealer Nährboden für sie und sie vermehren sich rasch. Die Haut entzündet sich. Wenn die Akne tiefer in die Haut eindringt, bildet sich ein kleiner Knoten oder eine Zyste. Akne tritt meist bei Teenagern und jungen Erwachsenen auf, aber sie kann jeden Menschen befallen, sogar Babys. Narben und dunkle Flecke auf der Haut sind mögliche Folgen. Eine leichte Akne kann man mit rezeptfreien Produkten behandeln, die Benzoylperoxid oder Salicylsäure enthalten. Es dauert vier bis acht Wochen, bis die Akne abklingt. Schwerere Fälle sollte ein Dermatologe behandeln. Manchmal sind verschreibungspflichtige Salben, Antibiotika, eine Laser- oder Lichttherapie oder Chemikalien notwendig.

Propionibacterium acnes, das gewöhnlich auf der Haut vorkommt, ist am häufigsten für Akne verantwortlich. Antibakterielle Salben können die Akne lindern, aber sie verursachen oft trockene und gereizte Haut. Curcumin kann das Wachstum dieser Bakterie auf der Haut und in den Poren deutlich und auf mildere Weise hemmen.[137] Wenn man es mit Kräutern in einem Reinigungsgel für das Gesicht kombiniert, wirkt es nachweislich ähnlich wie Clindamycin, ein antibiotisches Gel, mit dem man bakterielle Hautinfektionen behandelt.[138] Zudem lindert Curcumin Entzündungen und Schmerzen sowie die Größe und die Rötung der Pickel.

Abdeckpaste gegen Pickel

- 1 TL Rohhonig
- ½ TL gemahlene Kurkuma

1. ½ Teelöffel gemahlene Kurkuma mit einem Teelöffel Rohhonig mischen.
2. Vor dem Schlafengehen auf die Pickel tupfen.

Kurkuma-Aknemaske

- 1 TL gemahlene Kurkuma
- 2 TL Naturjoghurt

1. Einen Teelöffel gemahlene Kurkuma mit zwei Teelöffeln Naturjoghurt mischen.
2. Die Haut reinigen und erkrankte Hautpartien mit der Mischung einreiben. 15 Minuten einwirken lassen. Diese Prozedur jede Woche einige Male wiederholen.

Fettige Haut

Die Talgdrüsen unter der Haut geben durch die Poren Talg an die Hautoberfläche ab. Talg ist eine fettige Substanz, die die Haut schützt und feucht hält. Wird zu viel Talg gebildet, sieht die Haut glänzend und fettig aus. Zwar gilt ein gesunder Glanz als attraktiv und jugendlich, aber ein reflektierender Glanz sieht mit Sicherheit nicht gut aus. Zu viel Talg kann zudem Poren verstopfen und Akne verursachen. Die Talgproduktion ist jeden Tag und in jeder Jahreszeit unterschiedlich. Hormone, die Stimmung, Wetterwechsel, Stress und die Gene spielen ebenfalls eine Rolle bei der Talgproduktion. Um überschüssiges Fett zu beseitigen, ist es am besten, jeden Morgen und Abend eine sanfte Reinigungsmilch zu verwenden. Gesichtswässer oder Säuren wie Benzoylperoxid oder Salicylsäure reduzieren das Fett auf der Haut, aber sie können die Haut stark reizen. Blotting Paper und Masken ziehen Fett aus der Haut und verringern den Glanz. Wenn das nicht genügt, kann ein Dermatologe ein chemisches Peeling anwenden oder den Talg mit einem Laser reduzieren.

Öle gehören zu den natürlichen Anti-Aging-Mitteln; deshalb ist es wichtig, das Fett auf der Haut nicht vollständig zu entfernen, sondern nur überschüssiges Fett zu bekämpfen. Da viele fettreduzierende Produkte die Haut reizen, ist die Verwendung natürlicher Alternativen, zum Beispiel Kurkuma, eine wirksame und sanfte Methode, die Talgbildung zu verringern. In einer Studie verringerte eine Creme mit Kurkumaextrakt die Talgproduktion im Gesicht schon nach vier Wochen erheblich, verglichen mit der gleichen Creme ohne Kurkuma.[139]

Selbst gemachte Maske für fettige Haut

- 1 EL Kichererbsenmehl
- ¼ TL gemahlene Kurkuma
- Wasser

1. Kurkuma mit dem Kichererbsenmehl und genügend Wasser mischen, bis eine Paste entsteht.
2. Die Mischung im Gesicht verteilen und etwa zehn Minuten trocknen lassen. Dann abspülen. Bei einigen Hauttypen bleibt die Haut leicht gelblich, aber das verschwindet allmählich. Sie können diese Maske an einer unauffälligen Stelle des Körpers testen, um herauszufinden, ob gelbe Flecke auf der Haut zurückbleiben.

Altersflecken

Häufige Aufenthalte im Freien sind gesund, aber viele Jahre in der Sonne ohne Hautschutz können zu flachen braunen, grauen oder schwarzen Hautflecken führen, Altersflecken genannt. Meist bilden sie sich auf Hautflächen, die am stärksten der Sonne ausgesetzt sind, also im Gesicht, an den Händen und Armen, auf der Brust und auf den Schultern. UV-Strahlen beschleunigen die Produktion von Melanin, das eine Bräunung der Haut bewirkt. Nach vielen Jahren in der Sonne können Melaninpigmente verklumpen und solche Altersflecken bilden. Diese sind in der Regel harmlos, doch manche Menschen lassen sie aus kosmetischen Gründen behandeln. Verschreibungspflichtige Cremes, die Retinol oder Hydrochinon enthalten, bewirken, dass die Altersflecken verblassen. Mikrodermabrasion, Laserbehandlungen, chemische Peelings und Lichttherapie werden ebenfalls eingesetzt.

Kurkuma ist ein gutes Mittel, um Altersflecken vorzubeugen. Curcumin hemmt ein spezifisches Protein und Enzym, das für die Produktion von Melanin notwendig ist. Je höher die Curcumindosis ist, desto stärker ist die Wirkung. Curcumin aktiviert zudem biochemische Signalwege, die die Melaninproduktion unterdrücken.[140]

Handpflege gegen Altersflecken

- 2 EL Milch
- ¼ TL gemahlene Kurkuma

1. Kurkuma mit der Milch mischen.
2. Auf den Handrücken verreiben – da die Mischung flüssig ist, am besten über dem Waschbecken – und 15 Minuten einwirken lassen.
3. Abwaschen. Täglich wiederholen, um der Bildung von Alterflecken vorzubeugen.

Alterung

Der Alterungsprozess führt zu vielen Veränderungen im Körper. Arterien werden steif, die Knochendichte geht zurück, das Gedächtnis schwächelt, die Haut wird dünner und es bilden sich Falten. Das Tempo dieser Vorgänge ist bei jedem Menschen unterschiedlich. Die Gene und Krankheiten bestimmen mit, wann und wie wir altern; aber die Ernährung und die Lebensweise haben einen erheblichen Einfluss. Es gibt viele Theorien der Alterung, doch die Theorie der freien Radikale gewinnt immer mehr Anhänger. Man nimmt an, dass freie Radikale für die altersbedingte Schädigung der Zellen und Gewebe verantwortlich sind. Freie Radikale sind instabile Moleküle, die nach Elektronen Ausschau halten. Sie greifen das nächste stabile Molekül an und stehlen eines seiner Elektronen. Dadurch wird dieses Molekül selbst zu einem freien Radikal. Das ist der Beginn einer Kettenreaktion: Immer mehr freie Radikale werden produziert, die letztlich Zellen zerstören.

Antioxidantien können diese freien Radikale entschärfen. Curcumin ist ein Antioxidans, das den Alterungsprozess verlangsamt, indem es die Aktivität und die Produktion von freien Radikalen hemmt. Da seine Bioverfügbarkeit gering ist, sollte man es in winzige elastische Vesikel (bläschenartige Behälter) verpacken, damit man geschädigte Haut mit biologisch aktiven Dosen behandeln kann. Werden diese Curcuminvesikel auf die Haut aufgetragen, verringern sie die Alterung von Hautpartien, die UV-Strahlen ausgesetzt waren, erheblich besser als Curcumin in einer Salbe.[141] Bei der Alterung des ganzen Körpers spielen vermutlich niedriggradige Entzündungen eine Rolle, die von oxidativem Stress verursacht werden, dessen Quelle reaktive Sauerstoffspezies sind. Hier erfüllt Curcumin eine doppelte Aufgabe: Es beseitigt freie Radikale und es blockiert den NF-κB, einen Proteinkomplex, der an der Expression entzündungsfördernder Verbindungen beteiligt ist.[142] Dadurch nehmen der oxidative Stress und die Entzündungen im Körper ab, die Alterung verlangsamt sich und die Wahrscheinlichkeit, Opfer einer Alterskrankheit zu werden, sinkt.

Augenringe

Dunkle Halbkreise unter den Augen lassen Betroffene müde und abgezehrt aussehen. Es gibt mehrere Erklärungen dafür, dass manche Menschen das Pech haben, solche Ringe zu bekommen.

Da die Haut unter den Augen dünn und zart ist, scheinen die oberflächlichen Blutgefäße unter der Haut manchmal durch und verleihen den dunklen Ringen ihre leicht violette Farbe. Im Alter sieht der Bereich unter den Augen manchmal hohl aus, was den Eindruck von Schatten erzeugt, weil Volumen fehlt. Unter den Augen kann sich Flüssigkeit ansammeln und eine Schwellung hervorrufen. Ein häufiges Symptom für Allergien sind dunkle Ringe unter den Augen. In solchen Fällen hilft es, den Kontakt mit dem Allergen zu vermeiden. Ringe unter den Augen können auch vererbbar sein. Wenn sie bei einem Elternteil oder bei beiden auftreten, ist die Wahrscheinlichkeit größer, dass das Kind ebenfalls betroffen ist.

Wer dunkle Ringe verhindern will, soweit es möglich ist, braucht genügend Schlaf und muss ausreichend trinken und die Haut vor zu viel Sonne und vor Schäden schützen, die zu dem Problem beitragen. Augen- und Abdeckcremes können dunkle Ringe unter den Augen zeitweilig verbergen. Als langfristigere Lösung können Hautärzte Füller oder Gefäßlaser verwenden. Diese Verfahren sind allerdings teuer und nicht immer erfolgreich. Ein preiswertes Mittel, das Sie zu Hause anwenden können, ist Kurkuma. Da Kurkuma ein Antioxidans und Entzündungshemmer ist, schützt sie die Haut und lindert Schwellungen. Dunkle Ringe lassen sich zwar nicht vollständig verhindern, aber Kurkuma kann die Verfärbung der Haut beheben, sodass sie heller und frischer aussieht.

Abdeckpaste für dunkle Ringe

- 2 EL Ananassaft
- 1 TL gemahlene Kurkuma

1. Kurkuma mit Ananassaft vermischen, bis eine dünne Paste entsteht.
2. Mit dieser Paste die dunkle Hautfläche unter den Augen einreiben; dabei die normale Haut sorgfältig meiden. Die Paste kann ein wenig dünnflüssig sein. Halten Sie daher ein Papiertaschentuch bereit, um Flüssigkeit aufzutupfen, bevor sie über das Gesicht läuft.
3. 10 bis 15 Minuten warten, dann mit einem alten Waschlappen abwischen, den Sie vorher in warmes Wasser getaucht haben.

Weißfleckenkrankheit

Die Weißfleckenkrankheit oder *Vitiligo* ist eine chronische Erkrankung, bei der die Haut ihre natürliche Farbe verliert, weil die Zellen, die Melanin produzieren, absterben. Das kann überall auf dem Körper geschehen, auch auf der Haut, in der Mundhöhle, in den Augen und im Haar. In der Regel ist die Haut betroffen, entweder eine kleine Fläche oder der ganze Körper. Es gibt zwei Arten dieser Störung: die segmentale und die nicht-segmentale. Erstere kommt seltener vor und beschränkt sich auf einen Teil des Körpers; sie breitet sich oft nur kurze Zeit aus und kommt dann zum Stillstand. Letztere befällt beide Seiten des Körpers und meist erfasst der Pigmentverlust mit der Zeit eine immer größere Hautfläche. Der Großteil der Patienten hat keine weiteren Symptome, aber einige berichten von Schmerzen und Juckreiz an den erkrankten Stellen. Viele Patienten verwenden Kosmetika, um die verfärbte Haut zu bedecken, andere nehmen Medikamente ein oder unterziehen sich einer Lichttherapie oder sogar einer Operation, um das verlorene Pigment zu ersetzen und den natürlichen Zustand der Haut wiederherzustellen.

Eine der gebräuchlichsten und bei vielen Patienten erfolgreichen Therapien ist die Behandlung mit dem Excimer-Laser. Mit diesem UV-Laser kann man kleinere Hautpartien behandeln. Wenn man diese Lasertherapie mit Cremes kombiniert, ist die Wirkung bisweilen besser als mit dem Laser allein. Das wies eine Studie mit zehn Patienten nach. Sie wurden allein mit dem Laser behandelt oder mit Laser und einer Creme, die TetrahydroCurcuminoid enthielt, eine Verbindung, die aus Curcumin gewonnen wird. Nach einer zwölfwöchigen Behandlung kam es bei beiden Gruppen zu einer deutlichen Repigmentierung, allerdings waren die Ergebnisse in der zweiten Gruppe ein wenig besser.[143] Jede Besserung, auch eine geringe, kann das Selbstvertrauen und das Wohlbefinden eines Patienten erheblich stärken.

Blutergüsse

Blutergüsse *(Hämatome)* bilden sich oft unbemerkt, zum Beispiel wenn wir an einen Bettpfosten stoßen oder die Hüfte am Küchentisch prellen. Andere Ursachen sind intensiver Sport, Blutgerinnungsstörungen und Blutverdünner. Ältere Menschen sind anfälliger für Blutergüsse, weil ihre Haut dünner ist und die darunter liegenden Blutgefäße weniger stützen kann. Wird die Haut verletzt, werden auch die Blutgefäße unter ihr beschädigt. Sie verlieren Blut, das sich unter der Haut ansammelt und druckempfindliche, manchmal schmerzhafte oder blaue Flecke zurücklässt. Beginnt der Bluterguss zu heilen, wird er gelb oder grün. Mit der Zeit verblasst der Fleck, weil das Blut wieder absorbiert wird. Eis und später Wärme lindern die Schwellung und fördern die Durchblutung der verletzten Stelle.

Die Behandlung von Blutergüssen mit Kurkuma hat in Indien Tradition. Der tägliche Verzehr von Kurkuma kann Entzündungen in verletzten Geweben reduzieren. Eine Paste, die auf den Bluterguss aufgetragen wird, kann die Schwellung und die Schmerzen ebenfalls verringern. Wahrscheinlich verbessert Kurkuma die Durchblutung und beseitigt altes Blut aus dem verletzten Gewebe, sodass es besser mit Nährstoffen versorgt wird, die den Heilungsprozess unterstützen. Curcumin steigert nachweislich die Bildung neuer Blutgefäße und Bindegewebe. Das ist notwendig, um das beschädigte Gewebe im Bluterguss zu ersetzen.[144]

Paste für Blutergüsse

- 1 EL Naturjoghurt
- 1 TL gemahlene Kurkuma

1. Kurkuma mit dem Naturjoghurt mischen und dünn auf dem Bluterguss verteilen.
2. Nach 20 Minuten abwaschen. Täglich wiederholen, bis der Bluterguss geheilt ist.

Verbrennungen

Verbrennungen können von Sonnenlicht, Hitze, Chemikalien, elektrischem Strom und Strahlung hervorgerufen werden. Es gibt drei Arten von Verbrennungen. Verbrennungen ersten Grades verletzen die oberste Hautschicht und verursachen leichte Entzündungen, Rötung und Schmerzen. Verbrennungen zweiten Grades beschädigen die oberste Hautschicht und die darunter liegende Schicht. Typische Merkmale sind Pusteln, Rötung und Schmerzen. Verbrennungen dritten Grades sind am schwersten. Sie beschädigen auch die tiefste Hautschicht und sehen lederartig und weiß aus. Leichte Verbrennungen werden gesäubert und mit einer antibiotischen Creme eingerieben. Bei Bedarf nimmt man Schmerzmittel ein. Schwerere Verbrennungen erfordern eine ärztliche Behandlung.

Curcumingel kann Verbrennungen rasch und ohne Narben oder mit geringer Narbenbildung heilen.[145] Das Tempo der Heilung ist wichtig, weil Infektionen die Wundheilung verzögern. Curcumin beseitigt Bakterien im verletzten Gewebe ähnlich effektiv wie eine Creme mit Silbersulfadiazin, die oft verwendet wird, um Wundinfektionen zu verhindern.[146] Die Schmerzen bei Verbrennungen können heftig sein, aber die Dosis der Schmerzmittel muss oft ständig erhöht werden. Zudem haben diese Medikamente ernste Nebenwirkungen, wenn man sie längere Zeit anwendet. Langfristig kann das entzündungshemmende Curcumin die Schmerzen lindern.[147] Man kann auch Kurkumapulver mit Kokosöl oder Aloe-vera-Gel mischen, auf der verletzten Haut verteilen und 30 Minuten einwirken lassen. Wenn es angebracht ist, deckt man die verbrannte Stelle mit Verbandsmull oder einem alten Tuch ab und wiederholt die Prozedur mehrere Male am Tag. Kurkuma im Essen hilft ebenfalls, Entzündungen und Schmerzen zu lindern und die Heilung der Haut zu beschleunigen.

Hypertrophe Narben

Eine hypertrophe Narbe ist eine verdickte und dauerhafte Hautfläche, die sich über einer Wunde bildet, zum Beispiel über einer Schnitt- oder Schürfwunde, einer Verbrennung oder einem Pickel. Sie reicht bis in die unteren Hautschichten. Diese Narben sind meist am Anfang deutlicher zu sehen, doch sie können mit der Zeit verblassen. Aber sie verschwinden nie. Sie sind gewöhnlich rot oder rosa und ein wenig erhaben, weil sich während der Wundheilung übermäßig viel Kollagen gebildet hat. Während sie heilen, können sie sich entzünden. Auch Juckreiz und Schmerzen kommen vor. Einige Narben dieser Art sind klein und unauffällig, andere Narben sind größer oder befinden sich an einer ungünstigen Stelle, zum Beispiel im Gesicht. Manche Menschen sind dann gehemmt und finden sich unattraktiv.

Es gibt mehrere Methoden, um Narben unauffälliger zu machen. Chemische Peelings, eine Hautabschleifung oder eine Laserbehandlung sind einige davon. Sie erfordern einen Besuch beim Arzt und können teuer sein. Zudem besteht das Risiko von Nebenwirkungen, zum Beispiel Entzündungen, Rötung, Schmerzen und Blutergüsse.

Curcumin unterstützt nachweislich die Heilung verletzter Hautpartien. Kurkuma oder Curcumin in Kapseln fördern das Wachstum neuer Hautzellen, neuer Blutgefäße und neuen Bindegewebes an der verletzten Stelle.[148] Dann füllt neues Kollagen die Wunde und ersetzt das alte, verletzte Gewebe. Curcumin lindert außerdem Entzündungen, Schmerzen und Juckreiz.[149] Die Linderung dieser Symptome macht den Heilungsprozess erträglicher. Eine Studie, die die Wirkung des Curcumins auf hypertrophe Narben auf verletzten Ohren von Kaninchen untersuchte, kam zu dem Ergebnis, dass die Narbenbildung nach 28 Tagen erheblich geringer war.[150] Kurkuma hilft also, die Heilung in Gang zu bringen, unangenehme Symptome während der Heilung zu lindern und das Aussehen hypertropher Narben zu verbessern.

Haarausfall bei Männern

Haare wachsen überall am Körper außer auf den Handflächen und den Fußsohlen. Der Versuch, Körperhaare loszuwerden, kostet sehr viel Zeit und Geld, aber wir klammern uns an jedes Haar auf dem Kopf, als bestünde es aus Gold. Gesundes, glänzendes Haar ist ein Zeichen für Schönheit und Vitalität und ein Ausdruck der Persönlichkeit. Haarausfall kommt bei Männern häufig vor und kann auch Frauen und Kinder plagen. Wenn viele Haare ausfallen und kahle Stellen auftauchen, packt viele Menschen die Angst und sie fühlen sich nackt, minderwertig oder unattraktiv.

Eine Glatze bildet sich, wenn Haarfollikel auf dem Kopf keine neuen Haarzellen mehr bilden. Die Gene spielen beim Haarausfall eine große Rolle und beeinflussen den Beginn des Haarausfalls, sein Tempo und das Muster, dem er folgt. Medikamente, Krankheiten und hormonelle Veränderungen können ebenfalls starken Haarausfall auslösen. Um dem entgegenzuwirken, wenden Betroffene Medikamente an und versuchen, den Haarwuchs anzuregen oder den Haarausfall zu verlangsamen. Andere lassen sich kleine behaarte Hautstreifen in die Kopfhaut einpflanzen. Die Folge sind manchmal Nebenwirkungen wie hohe Herzfrequenz, sexuelle Störungen, Schmerzen, Infektionen und Narbenbildung.

Curcumin hemmt die 5-alpha-Reduktase,[151] ein Enzym, das Testosteron in Dihydrotestosteron umwandelt, ein Hormon, das bei Männern Haarausfall hervorruft. Wenn man die Produktion dieses Enzyms hemmt, wird der Haarverlust verlangsamt oder sogar gestoppt.

Kopfhautmaske

- 3 EL Milch
- 2 EL gemahlene Kurkuma
- 1 TL Honig

1. Alle Zutaten mischen.
2. Die Paste 30 Minuten auf der Kopfhaut einwirken lassen. Dann abwaschen und diese Prozedur zweimal wöchentlich wiederholen.

Schuppen

Schuppen sind eine chronische Erkrankung, bei der Hautzellen auf der Kopfhaut abblättern und als fettig aussehende weiße Flocken auf dem Haar und auf den Schultern liegen. Das ist nicht gefährlich, aber manchen Menschen peinlich. Meist verstärkt sich die Schuppenbildung im Herbst und im Winter, weil die Kopfhaut der trockeneren, kühleren Luft im Freien und der geheizten Luft im Inneren ausgesetzt ist. Beide entziehen der Haut Feuchtigkeit.

Schuppen können mehrere Ursachen haben. Wenn wir uns selten die Haare waschen, sammeln sich abgestorbene Hautzellen und Fett an, die schließlich als Schuppen abfallen. Trockene Haut kann zu kleinen, trockenen Schuppen führen. Hefepilze auf der Kopfhaut reizen die Haut und können eine Überproduktion von Hautzellen hervorrufen, die ebenfalls als Schuppen abblättern. Einer der häufigsten Gründe für Schuppen ist die *seborrhoische Dermatitis*. Bei dieser Erkrankung ist fettige Haut mit weißen oder gelben Hautblättchen bedeckt. Leichte Fälle sind einfach zu behandeln: Man reinigt die Haare täglich, um zu verhindern, dass sich Fett und Hautzellen ansammeln. Andere Fälle sind schwieriger und verlangen nach medizinischen Shampoos. Einige Shampoos enthalten Substanzen, die Pilze und Bakterien vernichten, andere verlangsamen das Absterben von Hautzellen, um dem Ansammeln und Schuppen vorzubeugen.

Curcumin bekämpft Pilze und eignet sich daher für die Behandlung von Schuppen, deren Ursache Pilze sind. Zudem fördert es die Bildung neuer Blutgefäße und steigert die Durchblutung der Kopfhaut. Dadurch wird die Haut besser mit Nährstoffen versorgt und neue Hautzellen ersetzen die alten, schuppigen.

Antischuppen-Shampoo

- 2 EL Kokosöl
- ⅛ TL gemahlene Kurkuma

1. Kokosöl erhitzen, gemahlene Kurkuma dazugeben und gut mischen.
2. Die Mischung in die Kopfhaut massieren. Das Haar mit einer Plastikhaube oder mit einem alten Handtuch bedecken, das sich gelb färben darf, ohne dass Sie sich ärgern.
3. 20 Minuten einwirken lassen, dann das Haar wie gewohnt mit Shampoo waschen. Diese Behandlung zweimal in der Woche anwenden, bis die Schuppen beseitigt sind.

Insektenstiche

Im Frühling und im Frühsommer ist das Sitzen im Freien bisweilen unerträglich. Ein Repellent, lange Ärmel, eine lange Hose oder der Aufenthalt im Haus können Stiche verhindern oder eindämmen; aber diese Vorkehrungen sind nicht komplett sicher. Nach einem Stich schwillt die Haut an, sie wird rot und juckt. Die Insekten dringen durch die Haut, um das Blut zu erreichen, das sie als Nahrung brauchen. Andernfalls können sie keine Eier entwickeln. Viele sondern im Speichel Gerinnungshemmer ab, damit das Blut weiter fließt, während sie sich daran gütlich tun. Der Körper reagiert auf diese Chemikalien und schüttet Histamine aus, um die fremde Substanz zu bekämpfen. Die Blutgefäße erweitern sich und reizen die Nerven und die Folge sind die typischen juckenden roten Quaddeln.

Die meisten Reaktionen sind mild und verschwinden nach ein bis zwei Tagen. Der Juckreiz kann jedoch sehr unangenehm sein und die Arbeit und den Schlaf stören. Ätherisches Kurkumaöl, mit einem Trägeröl vermischt und auf die Haut gesprüht, lindert die Schwellung, die Rötung und den Juckreiz.

Dieses Öl schreckt zugleich Insekten ab, vor allem die lästigen Stechmücken. Mit ätherischem Vanilleöl vermischt, vertrieb Kurkumaöl in einer Studie bis zu acht Stunden lang drei verschiedene Stechmückenarten sowohl in Moskitokäfigen als auch in großen Zimmern. Diese Schutzwirkung ähnelt der, die DEET bietet, und man kann das Öl zusätzlich zu einem Spray oder an seiner Stelle verwenden.[152]

Juckende Haut

Juckende Haut kann sehr lästig sein und den Wunsch, sich zu kratzen, auslösen. Manchmal juckt nur eine bestimmte Hautpartie, ein andermal der ganze Körper. Eine der häufigsten Ursachen ist trockene Haut. Dieses Problem ist leicht lösbar, wenn

Sie die Haut mit Cremes, Lotionen und Ölen befeuchten. Andere Ursachen lassen sich nicht so einfach beheben, zum Beispiel allergische Reaktionen, Medikamente, Krankheiten, psychische Störungen oder ein Ekzem. Manchmal geht der Juckreiz mit Pusteln, Ausschlägen, Bläschen oder entzündeter und geröteter Haut einher. Kratzen bringt vorübergehend Erleichterung, kann aber die Haut verletzen, sodass sie rot und wund aussieht oder sich sogar entzündet und blutet. Eine Infektion kann die Folge sein. Anti-Juckreiz-Cremes und -Lotionen können den Juckreiz zeitweilig dämpfen und kalte Umschläge können die Nervenfasern beruhigen, da die Kälteempfindung und der Juckreiz dieselben Nervenpfade benutzen.

Viele Mittel verschaffen keine echte Erleichterung und rufen erhebliche Nebenwirkungen hervor. Eine ungefährliche Alternative ist Kurkuma, selbst bei Menschen mit schwachem Immunsystem. Zu dieser Gruppe gehören auch *Hämodialyse*-Patienten, die häufig an chronischem Juckreiz leiden, der ihre Lebensqualität schwer beeinträchtigen kann. In einer Studie erhielten diese Patienten entweder Kurkuma oder ein Placebo. Wie sich zeigte, nahm die Menge der entzündungsfördernden Proteine deutlich ab und die Patienten berichteten von einer Abschwächung des Juckreizes. Nebenwirkungen wurden nicht beobachtet.[153] Selbst ein chronischer Juckreiz, ausgelöst von Hautschäden durch Kontakt mit Chemikalien wie Senfgas, profitiert von Curcumin. Iranische Veteranen bekamen vier Wochen lang entweder Curcumin oder ein Placebo und die Ergebnisse waren sehr unterschiedlich. In der Placebogruppe gab es keine Besserungen, während die Curcumingruppe von einem geringeren Juckreiz und einer Verbesserung der Lebensqualität berichtete.[154] Auch bei generellem Juckreiz, zum Beispiel bei Allergien, kann Curcumin helfen.[155]

Rissige Fersen

Die Haut der Fersen kann trocken und rissig werden. Dann verdickt das Gewebe rund um den Fersenrand und es bildet sich Hornhaut. Auch diese Schwielen können einreißen, vor allem wenn der Druck auf die Fettpolster unter den Fersen wegen unzureichender Unterstützung durch die Schuhe zu stark wird. Langes Stehen und falsche Schuhe verstärken die Belastung der Fersen und zwingen sie, sich seitwärts auszudehnen. Wenn die Haut trocken ist, bewirkt der steigende Druck, dass sich in der Haut Risse bilden. Meist sind diese Risse nur lästig, aber in schweren Fällen werden sie schmerzhaft und hässlich.

Gute Schuhe sind wichtig, weil sie den Fuß stützen und den Druck auf die Fersen lindern. Schuhe mit dicker Sohle und geschlossener Hinterkappe sind zu empfehlen. Curcumin hilft, die Symptome trockener Haut zu lindern, weil es die Bildung neuer Blutgefäße und neuen Bindegewebes[156] in den Fersen fördert, sodass sich gesunde Haut bilden und die alte, rissige Haut ersetzen kann.

Balsam für rissige Fersen

- 1 TL Kokosöl
- ¼ TL gemahlene Kurkuma

1. Die Hornhaut an den Fersen behutsam abfeilen, damit sie dünner wird. Einige Risse heilen nicht, wenn die sehr dicke Haut nicht entfernt wird.
2. Dann die Füße in warmem Wasser einweichen, damit die Haut weicher wird. Danach eine Mischung aus der gemahlenen Kurkuma und dem Kokosöl auf die Fersen auftragen.

3. 15 Minuten einwirken lassen, dann den Fuß mit warmem Wasser und milder Seife waschen und trocken tupfen. Diese Prozedur kann täglich wiederholt werden.

Zahnaufhellung

Helle weiße Zähne gehören zu einem schönen Lächeln und verleihen uns ein jüngeres und gesünderes Aussehen. Es gibt viele Produkte, die angeblich Zähne bleichen. Aufhellende Zahncremes entfernen Beläge auf Oberflächen mit milden Scheuermitteln und können die Zähne ein bisschen weißer machen. Auch manche Mundspülungen enthalten Zutaten, die die Zähne bleichen, aber sie sind weniger wirksam und es dauert oft zwölf Wochen, bis man Ergebnisse sieht. Aufhellende Gels, Streifen und Schienen enthalten Wasserstoffperoxid oder andere Bleichmittel, die den Zahn tief im Inneren aufhellen. Der Erfolg hält meist etwa vier Monate an. Zahnärzte können die Zähne in der Regel während eines einzigen Besuchs in der Praxis drastisch aufhellen. Empfindliche Zähne und gereiztes Zahnfleisch sind einige Nebenwirkungen des Bleichens.

Es mag Ihnen abwegig vorkommen, die Zähne mit Kurkuma zu behandeln, um sie aufzuhellen, denn die Kurkuma verfärbt so gut wie alles, was mit ihr in Kontakt kommt. Aber die Zähne zählen nicht dazu. Man kann Kurkuma allein oder mit Zutaten anwenden, um ein Lächeln strahlender zu machen. Das Endergebnis sieht bei jedem Anwender anders aus, je nach Art und Tiefe des Belags. Die Borsten der Zahnbürste werden natürlich gelb, aber das nehmen Sie vermutlich in Kauf.

Kurkuma-Zahnaufhellung

- 1 TL gemahlene Kurkuma
- ½ TL Kokosöl

1. Kurkuma mit dem Kokosöl vermischen. Eine erbsengroße Menge auf die Zahnbürste streichen und die Zähne wie beim Zähneputzen üblich bürsten.
2. Die Paste ein paar Minuten einwirken lassen, dann den Mund gründlich spülen. Danach mit der normalen Zahncreme noch einmal putzen. Diese Zahnaufhellung kann täglich benutzt werden.

4
Kunst und Bastelarbeiten

Ostereier

Der Brauch, Eier zu verzieren, ist Tausende von Jahren alt. Straußeneier wurden mit Gold und Silber verschönert und als Symbole des Todes und der Wiedergeburt in Gräber gelegt. Unsere moderne Tradition, Hühnereier zu färben, begann mit den Christen in Mesopotamien, die Eier zur Erinnerung an das Blut Christi rot bemalten. Die christliche Kirche übernahm diesen Brauch und nutzte Eier als Symbole der Auferstehung Jesu. Dieser Osterbrauch verbreitete sich in der gesamten Christenheit. Heute werden Hühnereier mit zahlreichen Farben bemalt oder kunstvoll verziert. Ostereier sind heutzutage auch Schokoladeneier in Alufolie und hohle Plastikeier, die mit Bonbons gefüllt sind.

In vielen Familien ist es üblich, in der Osterzeit Hühnereier zu färben. Das ist ein großer Spaß für Kinder und Erwachsene gleichermaßen, obwohl sie sich dabei bekleckern. Die Eier werden hart gekocht und dann abgekühlt. In einigen Tellern oder Einmachgläsern werden verschiedene Farben vorbereitet, in die man die Eier legt und erst nach mehreren Minuten oder Stunden herausholt. Dann hat die Schale die Farbe absorbiert. Viele Leute schütten künstliche Farben in Wasser, um Eier zu färben, aber es gibt auch natürliche Farben, die sich dafür eignen. Kurkuma verleiht den Eierschalen eine schöne goldgelbe Farbe.

Ostereier mit Kurkuma färben

- 500 ml Wasser
- 3 EL gemahlene Kurkuma
- 2 TL Essig
- 1 TL Salz

1. Wasser bei mittlerer Hitze erwärmen, dann Essig und Salz dazugeben.
2. Wenn das Salz sich gelöst hat, gemahlene Kurkuma dazugeben und vermengen.
3. Einige Minuten köcheln lassen, dann vom Herd nehmen. Die goldene Flüssigkeit in ein Glasgefäß gießen und die hart gekochten, auf Zimmertemperatur abgekühlten Eier hineinlegen. Je länger die Eier in der Flüssigkeit bleiben, desto intensiver wird die Farbe.

Mimosa

Ein beliebter Cocktail für Brunches oder Hochzeiten ist der Mimosa. Er wird traditionell in einem Champagnerglas serviert und besteht aus Champagner oder Perlwein und Orangensaft zu gleichen Teilen. Die Varianten dieses Drinks erhöhen meist den Anteil des Champagners oder ersetzen den Orangensaft durch Ananas- oder Cranberrysaft. Um den Drink aufzupeppen und gesünder zu machen, streuen Sie eine Prise Kurkumapulver oder eine kleine Menge frische geriebene Kurkumawurzel hinein. Dadurch wird die Farbe des Getränks intensiver und gefälliger für die Augen und der Körper nutzt die antioxidativen, entzündungshemmenden, antibakteriellen und wundheilenden Eigenschaften der Kurkuma.

Ungiftige Lebensmittelfarbe

Künstliche Farben werden seit Langem einigen Lebensmitteln beigegeben, damit sie ansprechender aussehen. Schließlich sieht Lachs nicht immer ganz rosa aus, Essiggurken sind nicht immer richtig grün und Käse ist manchmal weniger orangefarben als gewünscht. Farbe wird aber nicht nur natürlichen Produkten hinzugefügt, sondern auch Frühstücksflocken, Nudeln, Wackelpuddings, Säften, Chips und Kuchen. Die Liste ist scheinbar endlos. In den USA hat die FDA zurzeit sieben Farbstoffe für Lebensmittel zugelassen: zwei blaue, einen grünen, zwei rote und zwei gelbe. Anfang des 20. Jahrhunderts umfasste diese Liste noch 80 Farben, aber sie wurde wegen gesundheitlicher Bedenken gekürzt. Selbst die Siebenerliste wird kritisiert, aber widersprüchliche wissenschaftliche Studien hindern die FDA an weiteren Kürzungen.

Die Öffentlichkeit versucht immer häufiger, künstliche Farbstoffe zu meiden und viele Firmen suchen nach natürlichen und ungefährlichen Alternativen. Kurkuma eignet sich als gelbe Lebensmittelfarbe für Reis, Glasuren, Kuchen, Soßen, Senf, Würze und alles andere, was gelb sein soll. Verglichen mit künstlichen Farben benötigt man zwar eine größere Menge, aber diese Menge soll nicht den Geschmack verändern, sondern nur die Farbe. Beginnen Sie mit einer kleinen Menge Kurkumafarbe und steigern Sie sie, bis Sie den gewünschten Gelbton erreicht haben.

Gelbe Lebensmittelfarbe für pikante Gerichte

- 120 ml Wasser
- 1 TL gemahlene Kurkuma

1. Wasser zum Kochen bringen und gemahlene Kurkuma hineinstreuen. Mischen und fünf Minuten köcheln lassen. Dann vom Herd nehmen und kühlen.
2. Nach Wunsch verwenden. Berücksichtigen Sie das zusätzliche Volumen der Farbflüssigkeit. Die restliche Farbe hält sich im Kühlschrank bis zu zwei Wochen.

Konzentrierte gelbe Lebensmittelfarbe für süße Leckereien

- 240 ml Wasser
- 5 EL Zucker
- 2 TL gemahlene Kurkuma

1. Wasser zum Kochen bringen, dann Zucker und gemahlene Kurkuma dazugeben.
2. Wenn der Zucker sich gelöst hat, bei kleiner Hitze köcheln lassen, bis die Hälfte des Wassers verdampft ist. Abkühlen lassen und verwenden.

Eis am Stiel

Eis am Stiel ist eine beliebte Erfrischung im Sommer. Es stillt den Durst und kühlt den Körper. Es besteht aus gefrorenem Fruchtsaft oder anderen wässrigen und aromatischen Flüssigkeiten am Stiel. Viele kommerzielle Sorten verwenden künstliche Farb- und Aromastoffe, damit das Eis auffallend bunt aussieht. Natürliches Eis lässt sich leicht zu Hause herstellen. Als Grundlage eignen sich Joghurt, Saft, aromatisiertes Wasser und jedes andere Getränk, das man einfrieren kann. Kombinationen aus Obst, Gemüse, Gewürzen, Nüssen oder Kräutern ergeben bisweilen köstliche Mixturen. Man kann verschiedene Formen kaufen und zu Hause verwenden, aber Eiswürfelschalen und kleine, tiefkühlgeeignete Tassen sind ebenfalls brauchbar. Das Schöne an den Formen ist, dass Stiele und Schalen mitgeliefert werden, was die Herstellung sehr erleichtert. Meist löst sich das fertige Eis ziemlich mühelos aus den Formen.

Eis am Stiel schmeckt nicht nur Kindern. Kurkumaeis ist eine gefrorene Delikatesse für Erwachsene und Kinder gleichermaßen und ist zugleich eine wohlschmeckende und bequeme Methode, Kurkuma zu essen und ihre vielen gesundheitlichen Vorteile zu nutzen.

Kurkuma-Mango-Eis

- 240 ml ungesüßte Kokosmilch
- 120 g frische Mango, gehackt
- 2 EL Honig
- 1 TL gemahlene Kurkuma
- ½ TL gemahlener Ingwer
- ½ TL Vanillezucker
- 1 Prise schwarzer Pfeffer

1. Alle Zutaten mixen, bis eine sämige Masse entsteht.
2. In eine Eisform gießen und mehrere Stunden einfrieren. Dann ist das Eis bereit zum Verzehr.

Temporäre Tattoos

Tätowierungen gibt es seit vielen Jahrhunderten und in vielen Kulturen. Heute werden sie immer beliebter und viele Menschen haben mindestens eines. Die Farbe wird mit einer Tätowiernadel in die Dermis unter der obersten Hautschicht injiziert. Da die Haut verletzt wird, reagiert der Körper. Er versucht durch Bildung einer Schwellung, durch Schmerzen und Rötung den vermeintlichen Fremdkörper abzustoßen. Dennoch bleibt ein großer Teil des Pigments während des Heilprozesses zurück und es entsteht ein dauerhaftes Tattoo. Wenn Sie ein schönes, dekoratives Tattoo haben wollen, das Sie nicht ein Leben lang behalten müssen, ist ein temporäres Tattoo die Lösung. Dabei werden natürliche Farben auf die Hautoberfläche aufgebracht, die mehrere Tage bis mehrere Wochen halten.

Eine der beliebtesten Methoden für das Anbringen temporärer Tattoos ist das Bemalen der Haut mit Hennapaste, hergestellt aus einer Pflanze, deren getrocknete und pulverisierte Blätter zu einer Paste verarbeitet wurden. Diese Paste wird in kunstvollen Mustern auf die Hände und Füße (wenn gewünscht, auch auf andere Teile des Körpers) aufgetragen. Je länger sie dort verbleibt, desto dunkler wird sie. Anfangs ist das Tattoo orangefarben, doch nach einigen Tagen wird es dunkler und nimmt eine tiefe rotbraune Farbe an. Kurkuma kann die Schönheit des Tattoos noch verbessern, indem es ihm einen wunderschönen gelben Farbton verleiht.

Dafür braucht man einen Pinsel, der in Wasser getaucht wurde. Das Kurkumapulver wird mit dem Wasser gemischt. Danach malt man Teile des Tattoos sorgfältig mit dem Kurkumapulver aus. Nach dem Trocknen wird überschüssige Farbe abgetupft, dann trägt man eine andere Farbe auf. Das wird wiederholt, bis der gewünschte Farbton erreicht ist. Diese Farbe sollte etwa zwei Tage lang halten. Kurkuma kann auch als Primärfarbe oder als einzige Farbe für die Muster dienen. Man mischt das Pulver mit Wasser und trägt es mit einem dünnen Pinsel oder einer kleinen Applikatorflasche mit Plastik- oder Metallspitze auf die Haut auf.

T-Shirt mit Batikmuster

Mit dieser batikähnlichen Färbetechnik werden Stoffe teilweise oder ganz gefärbt und mit verschiedenen Pigmenten und Mustern versehen. Der Stoff wird gefaltet, verdreht oder zusammengeknüllt und an strategischen Stellen mit Gummibändern oder Zwirn zusammengebunden. Dann werden Teile des Kleidungsstücks oder das ganze Stück gefärbt, meist mit hellen, kräftigen Farben. Obwohl die ersten Beispiele solch gefärbter Kleidung schon vor 1500 Jahren entstanden, kam diese Technik erst Ende der Sechzigerjahre in Mode, inspiriert von der psychedelischen Musik, und sie blieb uns erhalten. T-Shirts, Hosen, Schals und Hüte, die so gefärbt wurden, findet man in verschiedenen Geschäften. Man kann die Färbesets auch kaufen und damit zu Hause Kleider verzieren. Billiger ist es, die natürliche Farbe der Kurkuma zu nutzen – sofern man gelbe Kleidung mag. Naturfasern sind am besten geeignet; wählen Sie also Kleidungsstücke aus, die zu 100 Prozent aus Baumwolle, Hanf, Leinen, Wolle oder Seide bestehen. Baumwolle wird bei Weitem am häufigsten verwendet.

Batik-T-Shirt

1. Ein neues oder altes weißes T-Shirt aus 100 Prozent Baumwolle waschen. Keinen Weichspüler benutzen, weil er die Fasern überziehen und sie daran hindern würde, die Farbe vollständig aufzunehmen.
2. Einen großen Edelstahltopf mit vier Teilen Wasser und einem Teil Essig füllen. Das T-Shirt eine Stunde lang bei 140 °C bis 160 °C köcheln lassen. Das hilft den Fasern, die Farbe festzuhalten, selbst wenn das Shirt viele Male gewaschen wird.
3. Nach einer Stunde das T-Shirt aus dem Topf holen und über der Spüle oder dem Waschbecken ausspülen, bis der Essiggeruch verschwunden ist.
4. Das getrocknete T-Shirt flach hinlegen. Ein Gummiband um etwa fünf Zentimeter Stoff wickeln. Weitere fünf Zentimeter Stoff unter dem ersten Band greifen und ein weiteres Gummiband hinzufügen. So weitermachen, bis das ganze T-Shirt mit Gummibändern verschnürt ist, die in gleichmäßigen Abständen von etwa fünf Zentimetern angebracht wurden.
5. Den Topf ausspülen und erneut mit Wasser füllen. Diesmal gemahlene Kurkuma hineingeben und gründlich vermischen. Je mehr Kurkuma im Wasser ist, desto intensiver gelb wird das T-Shirt. Mit einigen Esslöffeln beginnen und, wenn gewünscht, mehr Kurkuma dazugeben, damit die Farbe stärker wird. Auf dem Herd 20 Minuten leicht köcheln lassen.
6. Die Hitze auf schwach senken, das T-Shirt ins Wasser legen und 30 bis 60 Minuten die Farbe absorbieren lassen. Gelegentlich umrühren.
7. Den Topf vom Herd nehmen und 15 Minuten abkühlen lassen.
8. Das T-Shirt herausholen und in kaltem Wasser spülen, bis das Wasser klar bleibt. Die Gummibänder entfernen und erneut

spülen. Jetzt kann das T-Shirt getrocknet und danach getragen werden.

9. Das T-Shirt einige Male separat waschen. Dabei kann es eine kleine Menge Farbe verlieren.

Gelbe Knetmasse

Knetmasse, zum Beispiel Plastilin, ist ein Spielzeug für Kinder. Sie ist ungiftig, verfärbt die Finger und die Kleider nicht und lässt sich oft wiederverwenden. Der Wunschtraum aller Eltern! Es gibt Knetmasse in vielen Farben. Da meist Kinder damit spielen, können Eltern zu Hause in der Küche selbst Knetmasse aus natürlichen Zutaten herstellen, damit sie sich keine Sorgen machen müssen – immerhin stecken sich Kinder gern mal Dinge in den Mund oder verspeisen sie sogar. Rote-Bete-Saft kann man für rote Farbe verwenden, Spirulinapulver für Grün, Brombeeren für Violett und Kurkuma für Gelb.

Rezept für gelbe Knetmasse

- 380 g Salz
- 120 ml Wasser
- 70 g Mehl
- ½ EL Weinstein
- ½ EL Olivenöl
- ½ TL gemahlene Kurkuma oder ½ TL geriebene frische Kurkumawurzel

1. Kurkumawasser*:* Wasser in einen Topf auf dem Herd gießen und gemahlene Kurkuma oder geriebene frische Kurkuma dazugeben. Zum Kochen bringen und zehn Minuten köcheln lassen. Dann durch ein Sieb abseihen.

2. Knetmasse: Mehl, Salz und Weinstein in einer Schale vermengen. Das Olivenöl ins Kurkumawasser gießen, dann die trockenen Zutaten untermischen. Ständig umrühren, bis nach drei bis fünf Minuten ein weicher Teig entsteht und sich von den Seiten des Topfes zurückzieht. Den Teig so weit abkühlen lassen, dass man ihn gut anfassen kann. Den Teig dann auf eine mit Mehl bestäubte Fläche legen und kneten, bis sich eine feste Kugel formt. In einem luftdichten Gefäß aufbewahren.

Über die Autorin

Susan Branson hat einen Abschluss in Biologie von der St. Francis Xavier University und erwarb anschließend ihren Master in Toxikologie an der Universität von Ottawa. Danach ging sie in die Forschung: direkt am Subjekt, im Labor, als Autorin und in der Verwaltung. Nach der Geburt ihres zweiten Kindes entschied sie sich, eine Auszeit von der Forschung zu nehmen. Neben ihrer Tätigkeit als Hausfrau und Mutter nahm sie Geigenunterricht, belegte Fotokurse, erwarb ein Schreibdiplom und wurde schließlich ganzheitliche Ernährungsberaterin. Susan ist Mitglied der Alumni-Vereinigung der CSNN, Kanadas führender Schule für ganzheitliche Ernährung.

Quellenverzeichnis

1 Polasa, K.; Sesikaran, B.; Krishna, T.P.; Krishnaswamy. K. (1991): »Turmeric (*Curcuma longa*)-induced reduction in urinary mutagens«. *Food and Chemical Toxicology,* 29. S. 699–706

2 Oppenheimer, A. (1937): »Turmeric (curcumin) in biliary diseases«. *Lancet,* 229. S. 619–621

3 Esatbeyoglu, T.; Ulbrich, K.; Rehberg, C.; Rohn S.; Rimbach, G. (2015): »Thermal stability, antioxidant, and anti-inflammatory activity of curcumin and its degradation product 4-vinyl guaiacol«. *Food & Function,* 6 (3). S. 887–893

4 Borde, V. U. (2011): »Effect of boiling and roasting on the antioxidants concentrations in extracts of fresh ginger (*Zingiber officinale*) and turmeric (*Curcuma longa*)«. *International Journal of Ayurvedic and Herbal Medicine,* 1. S. 2

5 Shoba, G.; Joy, D.; Joseph, T.; Majeed, M.; Rajendran, R.; Srinivas, P. S. (1998): »Influence of piperine on the pharmacokinetics of curcumin in animals and human volunteers«. *Planta Medica,* 64 (4). S. 353–356

6 Lao, C. D.; Ruffin, M. T.; Normolle, D.; Heath, D. D.; Murray, S. I.; Bailey, J. M.; Boggs, E.; Crowell, J.; Rock, C. L.; Brenner, D. E. (2006): »Dose escalation of a curcuminoid formulation«. *BMC Complementary and Alternative Medicine,* 17 (6). S. 10

7 Barthelemy, S.; Vergnes, L.; Moynier, M.; Guyot, D.; Labidalle, S.; Bahraoui, E. (1998): »Curcumin and curcumin derivatives inhibit Tat-mediated transactivation of type 1 human immunodeficiency virus long terminal repeat«. *Research in Virology,* 149 (1). S. 43–52

8 Vajragupta, O.; Boonchoong, P.; Morris, G. M.; Olson, A. J. (2005): »Active site binding modes of curcumin in HIV-1 protease and integrase«. *Bioorganic & Medicinal Chemistry Letters,* 15 (14). S. 3364–3368

9 Mazumder, A.; Raghavan, K.; Weinstein, J.; Kohn, K. W.; Pommier, Y. (1995): »Inhibition of human immunodeficiency virus type-1 integrase by curcumin«. *Biochemical Pharmacology,* 49 (8). S. 1165–1170

10 Balasubramanyam, K.; Varier, R. A.; Altaf, M.; Swaminathan, V.; N. B. Siddappa, N. B.; Ranga, U.; Kundu, T. K. (2004). »Curcumin, a novel p300/CREB-binding protein-specific inhibitor of acetyltransferase, represses the acetylation of histone/nonhistone proteins and histone acetyltransferase-dependent chromatin transcription«. *Journal of Biological Chemistry,* 279 (49). S. 51163–51171

11 Centers for Disease Control and Prevention. »Genital Herpes – CDC Fact Sheet«. Aufgerufen am 13. September 2017. https://www.cdc.gov/std/herpes/herpes-feb-2017.pdf

12 Bourne, K. Z.; Bourne, N.; Reising, S. F.; Stanberry, L. R. (1999): »Plant products as topical microbicide candidates: assessment of *in vitro* and *in vivo* activity against herpes simplex virus type 2«. *Antiviral Research,* 42 (3): S. 219–226

13 Kim, H. J.; Yoo, H. S.; Kim, J. C.; Park, C. S.; Choi, M. S.; Kim, M.; Choi, H.; Min, J. S.; Kim, Y. S.; Yoon, S. W.; Ahn, J. K. (2009): »Antiviral effect of *Curcuma longa* Linn extract against hepatitis B virus replication«. *Journal of Ethnopharmacology,* 124 (2). S. 189–196

14 Kim, K.; Kim, K. H.; Kim, H.Y.; Cho, H. K.; Sakamoto, N.; Cheong.J. (2010): »Curcumin inhibits hepatitis C virus replication via suppressing the Akt-SREBP-1 pathway«. *FEBS Letters,* 584 (4). S. 707–712

15 Centers for Disease Control and Prevention: »Genital HPV Infection—CDC Fact Sheet«. Aufgerufen am 14. September 2017. https://www.cdc.gov/std/hpv/HPV-FS-July-2017.pdf

16 Basu, P.; Dutta, S.; Begum, R.; Mittal, S.; Dutta, P. D.; Bharti, A.C.; Panda, C. K.; Biswas, J.; Dey, B.; Talwar, G. P.; Das, B. C.(2013): »Clearance of cervical human papillomavirus infection by topical application of curcumin and curcumin containing polyherbal cream: a phase II randomized controlled study«. *Asian Pacific Journal of Cancer Prevention,* 14 (10). S. 5753–5759

17 Divya, C. S.; Pillai, M. R. (2006): »Antitumor action of curcumin in human papillomavirus associated cells involves downregulation of viral oncogenes, prevention of NFkB and AP-1 translocation, and modulation of apoptosis«. *Molecular Carcinogenesis,* 45 (5). S. 320–332

18 Narayanan, A.; Kehn-Hall, K.; Senina, S.; Lundberg, L.; Van Duyne, R.; Guendel, I.; Das, R.; Baer, A.; Bethel, L.; Turell, M.; Hartman, A. L.; Das, B.; Bailey, C.; Kashanchi, F. (2012): »Curcumin inhibits Rift Valley fever virus replication in human cells«. *Journal of Biological Chemistry,* 287 (40). S. 33198–33214

19 Yun, D. G.; Lee, D.G. (2016): »Antibacterial activity of curcumin via apoptosis-like response in *Escherichia coli*«. *Applied Microbiology and Biotechnology,* 100 (12). S. 5505–5514

20 Tyagi, P.; Singh, M.; Kumari, H.; Kumari, A.; Mukhopadhyay, K. (2015): »Bactericidal activity of curcumin I is associated with damaging of bacterial membrane«. *PLoS One,* 10 (3). S. e0121313

21 Zhou, X.; Zhang, B.; Cui,Y.; Chen, S.; Teng, Z.; Lu, G.; Wang, J.; Deng X. (2017): »Curcumin promotes the clearance of *Listeria monocytogenes* both in vitro and in vivo by reducing listeriolysin O oligomers«. *Frontiers in Immunology,* 8. S. 574

22 Wang, J.; Zhou, X.; Li, W.; Deng, X.; Deng, Y.; Niu, X. (2016): »Curcumin protects mice from *Staphylococcus aureus* pneumonia by interfering with the self-assembly process of α-hemolysin«. *Scientific Reports,* 6. S. 28254

23 Tyagi, P. et al. »Bactericidal activity of curcumin I is associated with damaging of bacterial membrane«

24 Akyuz, S.; Turan, F.; Gurbuzler, L.; Arici, A.; Sogut, E.; Ozkan, O. (2016): »The anti-inflammatory and antioxidant effects of curcumin in middle ear infection«. *Journal of Craniofacial Surgery,* 27 (5). S. e494–497

25 Ram, A.; Das, M.; Ghosh, B. (2003): »Curcumin attenuates allergen-induced airway hyperresponsiveness in sensitized guinea pigs«. *Biological and Pharmaceutical Bulletin,* 26 (7). S. 1021–1024

26 Obata, K.; Kojima, T.; Masaki, T.; Okabayashi, T.; Yokata, S.; Hirakawa, S.; Nomura, K.; Takawasa, A.; Murata, M.; Tanaka, S.; Fuchimoto, J.; Fujii, N.; Tsutsumi, H.; Himi, T.; Sawada, N. (2013): »Curcumin prevents replication of respiratory syncytial virus and the epithelial responses to it in human nasal epithelial cells.« *PLoS One* 8 (9). e70225

27 Marwick, J. A.; Ito, K.; Adcock, I. M.; Kirkham, P. A. (2007): »Oxidative stress and steroid resistance in asthma and COPD: pharmacological manipulation of HDAC-2 as a therapeutic strategy«. *Expert Opinion on Therapeutic Targets,* 11 (6). S. 745–755

28 Teow, S. Y.; S. A. Ali, S,A. (2017): »Altered antibacterial activity of curcumin in the presence of serum albumin, plasma and whole blood«. *Pakistan Journal of Pharmaceutical Science,* 30 (2). S. 449–457

29 Waghmare, P. F.; Chaudhari, A. U.; Karhadkar, V. M.; Jamkhande, A.S. (2011): »Comparative evaluation of turmeric and chlorhexidine gluconate mouthwash in prevention of plaque formation and gingivitis: a clinical and microbiological study«. *Journal of Contemporary Dental Practice,* 12 (4). S. 221–224

30 *PDR for Herbal Medicines.* 2nd edition (2000). Montvale, New Jersey: Medical Economics Company. S. 776

31 Izui, S.; Sekine, S.; Maeda, K.; Kuboniwa, M.; Takada, A.; Amana, A.; Nagata, H. (2016): »Antibacterial activity of curcumin against periodontopathic bacteria«. *Journal of Periodontology,* 87 (1). S. 83–90

32 Neelofar, K.; Shreaz, S.; Rimple, B.; Muralidhar, S.; Nikhat, M.; Khan, L. A. (2011): »Curcumin as a promising anticandidal of clinical interest«. *Canadian Journal of Microbiology,* 57 (3). S. 204–210

33 Shin, H. S.; See, H. J.; Jung, S. Y.; Choi, D. W.; Kwon, D. A.; Bae, M. J.; Sung, K. S.; Shon, D. H. (2015): »Turmeric (*Curcuma longa*) attenuates food allergy symptoms by regulating type 1/type 2 helper T cells (Th1/Th1) balance in a mouse model of food allergy«. *Journal of Ethnopharmacology,* 175. S. 21–29

34 Kobayashi, T.; Hashimoto, S.; Horie, T. (1997): »Curcumin inhibition of Dermatophagoides farinea-induced interleukin-5 (IL-5) and granulocyte macrophage-colony stimulating factor (GM-CSF) production by lymphocytes from bronchial asthmatics«. *Biochemical Pharmacology,* 54 (7). S. 819–882

35 Wu, S.; Xiao, D. (2016): »Effect of curcumin on nasal symptoms and airflow in patients with perennial allergic rhinitis«. *Annals of Allergy, Asthma and Immunology,* 117 (6). S. 697–702

36 Baum, L.; Lam, C. W.; Cheung, S. K.; Kwok, T.; Lui, V.; Tsoh, J.; Lam, L.; Leung, V.; Hui, E.; Ng, C.; Woo, J.; Chiu, H. F.; Goggins, W. B.; Zee, B. C.; Cheng, K. F.; Fong, C. Y.; Wong, A.; Mok, H.; Chow, M.S.; Ho, P. C.; Ip, S. P.; Ho, C. S.; Yu, X. W.; Lai, C. Y.; Chan, M. H.; Szeto, S.; Chan, I. H.; Mok., V. (2008): »Six-month randomized, placebo-controlled, double-blind, pilot clinical trial of curcumin in patients with Alzheimer disease«. *Journal of Clinical Psychopharmacology,* 28 (1). S. 110–113

37 Kuhad, A.; Chopra, K. (2007): »Curcumin attenuates diabetic encephalopathy in rats: behavioral and biochemical evidences«. *European Journal of Pharmacology,* 576 (1–3). S. 34–42

38 Smith, S. E.; Man, C. M.; Yip, P. K.; Tang, E.; Chapman, A. G.; Meldrum, S. (1996): »Anticonvulsant effects of 7-nitroindazole in rodents with reflex epilepsy may result from L-arginine accumulation of a reduction in nitric oxide of L-citrulline formation«. *British Journal of Pharmacology,* 119. S. 165–173

39 Sumanont, Y.; Murakami, Y.; Tohda, M.; Vajragupta, O.; Watanabe, H.; Matsumoto, K. (2006): »Prevention of kainic acid-induced changes in nitric oxide level and neuronal cell damage in the rat hippocampus by manganese complexes of curcumin and diacetylcurcumin«. *Life Science,* 78 (16). S. 1884–1891

40 Natarajan, C.; Bright, J. J. (2002): »Curcumin inhibits experimental allergic encephalomyelitis by blocking IL-12 signaling through Janus kinase-STAT pathway in T lymphocytes«. *Journal of Immunology,* 168 (12). S. 6506–6513

41 Zbarsky, V.; Datla, K. P.; Parkar, S.; Rai, D.K.; Aruoma, O. I.; Dexter, D. T. (2005): »Neuroprotective properties of the natural phenolic antioxidants curcumin and naringenin but not quercetin and fisetin in a 6-OHDA model of Parkinson's disease«. *Free Radical Research,* 39 (10). S. 1119–1125

42 Bishnoi, M.; Chopra, K.; Kulkarni. S. K. (2008): »Protective effect of curcumin, the active principle of turmeric (*Curcuma longa*) in haloperidol-induced orofacial dyskinesia and associated behavioural, biochemical and neurochemical changes in rat brain«. *Pharmacological Biochemistry and Behavior,* 88 (4). S. 511–522

43 Ramirez-Tortosa, M. C.; Mesa, M. D.; Aguilera, M. C.; Quiles, J. L.; Baro, L.; Ramirez-Tortosa, C. L.; Martinez-Victoria, E.; Gil, A. (1999): »Oral administration of a turmeric extract inhibits LDL oxidation and has hypocholesterolemic effects in rabbits with experimental atherosclerosis«. *Atherosclerosis,* 147 (2). S. 371–378

44 Olszanecki, R.; Jawień, J.; Gajda, M.; Mateuszuk, L.; Gebska, A.; Korabiowska, M.; Chłopicki, S; Korbut, R. (2005): »Effect of curcumin on atherosclerosis in apoE/LDLR-double knockout mice«. *Journal of Physiology and Pharmacology,* 56 (4). S. 627–635

45 Farhangkhoee, H.; Khan, Z. A.; Chen, S.; Chakrabarti, S. (2006): »Differential effects of curcumin on vasoactive factors in the diabetic rat heart«. *Nutrition and Metabolism* (London), 3. S. 27

46 Feng, B.; Chen, S.; Chiu, J.; George, B.; Chakrabarti, S. (2008): »Regulation of cardiomyocyte hypertrophy in diabetes at the transcriptional level«. *American Journal of Physiology-Endocrinology and Metabolism,* 294 (6). S. E1119–1126

47 Ghaffari, S. B.; Sarrafzadeh, M. H.; Fakhroueian, Z.; Shahriari, S.; Khorramizadeh, M. R. (2017): »Functionalization of ZnO nanoparticles by 3-mercaptopropionic acid for aqueous curcumin delivery: Synthesis, characterization, and anticancer assessment«. *Materials Science and Engineering C. Materials for Biological Applications,* 79. S. 465–472

48 Lelli, D.; Pedone, C.; Sahebkar, A. (2017): »Curcumin and treatment of melanoma: The potential role of microRNAs«. *Biomedical Pharmacotherapy,* 88. S. 832–834

49 Jose, A.; Labala, S.; Ninave, K. M.; Gade, S. K.; Venuganti, V. V. K. (2017): »Effective skin cancer treatment by topical co-delivery of curcumin and STAT3 siRNA using cationic liposomes«. *AAPS PharmSciTech,* 19 (1). S. 166–175

50 Liu, Y.; Wu Y. M.; Zhang, P. Y. (2015): »Protective effects of curcumin and quercetin during benzo(a)pyrene induced lung carcinogenesis in mice«. *European Review for Medical and Pharmacological Sciences,* 19. S. 1736–1743

51 Cao, H.; Yu, H.; Feng, Y.; Chen, L.; Liang, F. (2017): »Curcumin inhibits prostate cancer by targeting PGK1 in the FOXD3/miR-143 axis«. *Cancer Chemotherapy Pharmacology,* 79 (5). S. 985–994

52 Thomas, R.; Williams, M.; Sharma, H.; Chaudry, A.; Bellamy P. (2014): »A double-blind, placebo-controlled randomised trial evaluating the effect of a polyphenol-rich whole food supplement on PSA progression in men with prostate cancer—the U.K. NCRN Pomi-T study«. *Prostate Cancer and Prostatic Disease,* 17 (2). S. 180–186

53 Suryanarayana, P.; Saraswat, M.; Mrudula, T; Krishna, T.P.; Krishnaswamy, K; Reddy, G.B. (2005): »Curcumin and turmeric delay streptozotocin-induced diabetic cataract in rats«. *Investigative Ophthalmology and Visual Science,* 46 (6). S. 2092–2099

54 Oppenheimer. »Turmeric (curcumin) in biliary diseases«

55 Cruz-Correa, M.; Shoskes, D. A.; Sanchez, P.; Zhao, R.; Hylind, L. M.; Wexner, S. D.; Giardiello F. M. (2006): »Combination treatment with curcumin and quercetin of adenomas in familial adenomatous polyposis«. *Clinical Gastroenterology and Hepatology,* 4 (8). S. 1035–1038

56 Holt, P. R.; Katz, S.; Kirshoff, R. (2005): »Curcumin therapy in inflammatory bowel disease: a pilot study«. *Digestive Diseases and Sciences,* 50 (11): S. 2191–2193

57 Ebd.

58 Hanai, H.; Iida, T.; Takeuchi, K.; Watanabe, F.; Maruyama, Y.; Andoh, A.; Tsujikawa, T.; Fujiyama, Y.; Mitsuyama, K.; Sata, M.; Yamada, M.; Iwaoka, Y.; Kanke, K.; Hiraishi, H.; Hirayama, K.; Arai, H.; Yoshii, S.; Uchijima, M.; Nagata, T.; Koide, Y. (2006): »Curcumin maintenance therapy for ulcerative colitis: randomized, multicenter, double-blind, placebo-controlled trial«. *Clinical Gastroenterology and Hepatology,* 4 (12). S. 1502–1506

59 Prucksunand, C.; Indrasukhsri, B.; Leethochawalit, M.; Hungspreugs, K. (2001): »Phase II clinical trial on effect of the long turmeric (*Curcuma longa (linn)* on healing of peptic ulcer«. *Southeast Asian Journal of Tropical Medicine and Public Health,* 32 (1). S. 208–215

60 Kositchaiwat, C.Kositchaiwat, C., Kositchaiwat, S.; Havanondha, S. (1993): »*Curcuma longa linn* in the treatment of gastric ulcer comparison to liquid antacid: a controlled clinical trial«. *Journal of the Medical Association of Thailand,* 76 (11). S. 601–605

61 Usharani, P.; Mateen, A. A.; Naidu, M. U.; Raju, Y. S.; Chandra, N. (2008): »Effect of NCB-02, atorvastatin and placebo on endothelial function, oxidative stress and inflammatory markers in patients with type 2 diabetes mellitus: a randomized, parallel-group, placebo-controlled, 8-week study«. *Drugs in R&D,* 9 (4). S. 243–250

62 Wickenberg, J.; Ingemansson, S. L.; Hlebowicz, J. (2010): »Effects of *Curcuma longa* (turmeric) on postprandial plasma glucose and insulin in healthy subjects«. *Nutrition Journal,* 9: 43

63 Chuengsamarn, S.; Rattanamongkolgul, S.; Luechapudiporn, R.; Phisalaphong, C.; Jirawatnotai, S. (2012): »Curcumin extract for prevention of type 2 diabetes«. *Diabetes Care,* 35 (11). S. 2121–2127

64 Srinivasan, M. (1972): »Effect of curcumin on blood sugar as seen in a diabetic subject««. *Indian Journal of Medical Science,* 26 (4). S. 269–270

65 Nishiyama, T.; Mae, T.; Kishida, H.; Tsukagawa, M.; Mimaki, Y.; Kuroda, M.; Sashida, Y.; Takahashi, K.; Kawada, T.; Nakagawa, K.; Kitahara, M. (2005): »Curcuminoids and sesquiterpenoids in turmeric (*Curcuma longa L.*) suppress an increase in blood glucose level in type 2 diabetic KK-Ay mice«. *Journal of Agriculture and Food Chemistry,* 53 (4). S. 959–963

66 Khajehdehi, P.; Pakfetrat, P.; Javidnia, K.; Azad, F.; Malekmakan, L; Nasab, M. H.; Dehghanzadeh, G. (2011): »Oral supplementation of turmeric attenuates proteinuria, transforming growth factor-beta and interleukin-8 levels in patients with overt type 2 diabetic nephropathy: a randomized, double-blind and placebo-controlled study«. *Scandinavian Journal of Urology and Nephrology,* 45 (5). S. 365–370

67 Appendino, G.; Belcaro, G.; Cornelli, U.; Luzzi, R.; Togni, S.; Dugall, M.; Cesarone, M. R.; Feragalli, B,; Ippolito, E.; Errichi, B.M.; Pellegrini, L.; Ledda, A.; Ricci, A.; Bavera, P.; Hosoi, M.; Stuard, S.; Corsi, M.; Errichi, S.; Gizzi, G. (2011): »Potential role of curcumin phytosome (Meriva) in controlling the evolution of diabetic microangiopathy. A pilot study«. *Panminerva Medica,* 53 (3 Suppl.1). S. 43–49

68 Kowluru, R. A.; Kanwar. M. (2007): »Effects of curcumin on retinal oxidative stress and inflammation in diabetes«. *Nutrition and Metabolism* (London), 4. S. 8

69 Usharani, P. et al. »Effect of NCB-02, atorvastatin and placebo on endothelial function, oxidative stress and inflammatory markers in patients with type 2 diabetes mellitus«

70 Pashine, L.; Singh, J. V.; Vaish, A. K.; Ojha, S. K.; Mahdi, A. A. (2012): »Effect of turmeric (*Curcuma longa*) on overweight hyperlipidemic subjects: Double blind study«. *Indian Journal of Community Health,* 24 (2). S. 113–117

71 Alwi, I.; Santoso, T.; Suyono, S.; Sutrisna, B.; Suyatna, F.D.; Kresno, S. B.; Ernie, S. (2008): »The effect of curcumin on lipid level in patients with acute coronary syndrome«. *Acta Medica Indonesia,* 40 (4). S. 201–210

72 Chongtham, A.; Agrawal, N. (2016): »Curcumin modulates cell death and is protective in Huntington's disease model«. *Scientific Reports,* 6. S. 18736

73 Sandhir, R.; Yadav, A.; Mehrotra, A.; Sunkaria, A.; Singh, A.; Sharma, S. (2014): »Curcumin nanoparticles attenuate neurochemical and neurobehavioral deficits in experimental model of Huntington's disease«. *Neuromolecular Medicine,* 16 (1). S. 106–118

74 Singh, S.; Jamwal, S.; Kumar, P. (2015): »Piperine enhances the protective effect of curcumin against 3-NP induced neurotoxicity: Possible neurotransmitters modulation mechanism«. *Neurochemical Research* 40 (8). S. 1758–1766

75 Khajehdehi, P.; Zanjaninejad, B.; Aflaki, E; Nazarinia, M.; Azad, L.; Malekmakan, L.; Dehghanzadeh, G. R. (2012): »Oral supplementation of turmeric decreases proteinuria, hematuria, and systolic blood pressure in patients suffering from relapsing or refractory lupus nephritis: a randomized and placebo-controlled study«. *Journal of Renal Nutrition,* 22 (1). S. 50–57

76 Deodhar, S. D.; Sethi, R.; Srimal, R. C. (1980): »Preliminary study on antirheumatic activity of curcumin (diferuloyl methane)«. *Indian Journal of Medical Research,* 71. S. 632–634

77 Chandran, B.; Goel, A. (2012): »A randomized, pilot study to assess the efficacy and safety of curcumin in patients with active rheumatoid arthritis«. *Phytotherapy Research,* 26 (11). S. 1719–1725

78 Funk, J. L.; Oyarzo, J. N.; Frye, J. B.; Chen, G.; Lantz, R. C.; Jolad, S. D.; Solyom, A. M.; Timmermann, B. N. (2006): »Turmeric extracts containing curcuminoids prevent experimental rheumatoid arthritis«. *Journal of Natural Products,* 69 (3). S. 351–355

79 Chin, K. Y. (2016): »The spice for joint inflammation: anti-inflammatory role of curcumin in treating osteoarthritis«. *Journal of Craniofacial Surgery,* 10. S. 3029–3042

80 Belcaro, G.; Cesarone, M. R.; Dugall, M.; Pellegrini, L.; Ledda, A.; Grossi, M. G.; Togni, S.; Appendino, G. (2010): »Productevaluation registry of Meriva, a curcumin-phosphatidylcholine complex, for the complementary management of osteoarthritis«. *Panminerva Medica,* 52 (2 Suppl. 1). S. 55–62

81 Belcaro, G. Cesarone, M. R.; Dugall, M.; Pellegrini, L.; Ledda, A.; Grossi, M. G.; Togni, S.; Appendino, G. (2010): »Efficacy and safety of Meriva, a curcumin-phosphatidylcholine complex, during extended administration in osteoarthritis patients«. *Alternative Medicine Review,* 15 (4). S. 337–344

82 Lev-Ari, S.; Strier, L.; Kazanov, D.; Elkayam, O.; Lichtenberg, D.; Caspi, D.; Arber, N. (2006): »Curcumin synergistically potentiates the growth-inhibitory and pro-apoptotic effects of celecoxib in osteoarthritis synovial adherent cells«. *Rheumatology* (Oxford), 45 (2). S. 171–177

83 Kuptniratsaikul, V.; Dajpratham, P.; Taechaarpornkul, W.; Buntragulpoontawee, M.; Lukkanapichonchut, P.; Chootip, C.; Saengsuwan, J.; Tantayakom, K.; Laongpech, S. 2014: »Efficacy and safety of *Curcuma domestica* extracts compared with ibuprofen in patients with knee osteoarthritis: a multicenter study«. *Clinical Interventions in Aging,* 9. S. 451–458

84 Tourkina, E.; Gooz, P.; Oates, J. C.; Ludwicka-Bradley, A.; Silver, R. M.; Hoffman, S. (2004): »Curcumin-induced apoptosis in scleroderma lung fibroblasts: role of protein kinase [C] epsilon«. *American Journal of Respiratory Cell and Molecular Biology,* 31 (1). S. 28–35

85 Mishra, K.; Dash, A. P.; Swain, B. K.; Dey, N. (2009): »Anti-malarial activities of *Andrographis paniculata* and *Hedyotis corymbosa* extracts and their combination with curcumin«. *Malaria Journal,* 8. S. 26

86 Sasaki, Sunagawa, Y.; Takahashi, K; Imaizumi, A.; Fukuda, H.; Hashimoto, T.; Wada, H.; Katanasaka, Y.; Kakeya, H.; Fujita, M.; Hasegawa, K.; Morimoto. T. (2011): »Innovative preparation of curcumin for improved oral bioavailability«. *Biological and Pharmaceutical Bulletin,* 34 (5). S. 660–665

87 Biswas, J., Sinha, D,; Mukherjee,S.; Roy, S.; Siddiqi, M.; Roy, M. (2010): »Curcumin protects DNA damage in a chronically arsenic-exposed population of West Bengal.« *Human and Experimental Toxicology,* 29 (6). S. 513–524

88 Lopresti, A. L.; Drummond, P. D. (2017): »Efficacy of curcumin, and a saffron/curcumin combination for the treatment of major depression: a randomised, double-blind, placebo-controlled study«. *Journal of Affective Disorder.* 207. S. 188–196

89 Noorafshan, A.; Vafabin, M.; Karbalay-Doust, S.; Asadi-Golshan, R. (2017): »Efficacy of curcumin in the modulation of anxiety provoked by sulfite, a food preservative, in rats«. *Preventative Nutrition and Food Science,* 22 (2). S. 144–148

90 Wu, A.; Noble, E. E.; Tyagi, E.; Ying, Z.; Zhuang, Y.; Gomez-Pinilla, F. (2015): »Curcumin boosts DHA in the brain: Implications for the prevention of anxiety disorders«. *Biochimica et Biophysica Acta* 1852, (5). S. 951–961

91 Rainey-Smith, S. R.; Brown, B. M.; Sohrabi, H. R.; Shah, T.; Goozee, K. G.; Gupta, V. B.; Martins, R. N. (2016): »Curcumin and cognition: a randomised, placebo-controlled, double-blind study of community-dwelling older adults«. *British Journal of Nutrition,* 115 (12). S. 2106–2113

92 Wu, A.; Noble, E. E.; Tyagi, E.; Ying, Z.; Zhuang, Y.; Gomez-Pinilla, F. (2015): »Curcumin boosts DHA in the brain: Implications for the prevention of anxiety disorders«. *Biochimica Biophysica Acta* 1852, (5). S. 951–961

93 Xu, Y.; Ku, B. S.; Yao, H. Y.; Lin, Y. H.; Ma, X; Zhang, Y. H.; Li, X. J. (2005): »The effects of curcumin on depressive-like behaviors in mice«. *European Journal of Pharmacology,* 518 (1). S. 40–46

94 Lopresti, A. L.; Drummond, P. D. (2017): »Efficacy of curcumin, and a saffron/curcumin combination for the treatment of major depression: A randomised, double-blind, placebo-controlled study«

95 Sanmukhani, J.; Satodia, V.; Trivedi, J; Patel, T.; Tiwari, D.; Panchal, B.; Goel, A.; Tripathi, C. B. (2014): »Efficacy and safety of curcumin in major depressive disorder: a randomized controlled trial«. *Phytotherapy Research,* 28 (4). S. 579–585

96 Srivastava, R.; Puri, V.; Srimal, R. C.; Dhawan. B. N. (1986): »Effect of curcumin on platelet aggregation and vascular prostacyclin synthesis«. *Arzneimittelforschung,* 36 (4). S. 715–717

97 Zandi, K.; Ramedani, E.; Mohammadi, K.; Tajbakhsh, S.; Deilami, I.; Rastian, Z.; Fouladvand, M.; Yousefi, F.; Farshadpour, F. (2010): »Evaluation of antiviral activities of curcumin derivatives against HSV-1 in Vero cell line«. *Natural Product Communications,* 5 (12). S. 1935–1938

98 Yang, X. X.; Li, C. M.; Huang, C.Z. (2016): »Curcumin modified silver nanoparticles for highly efficient inhibition of respiratory syncytial virus infection«. *Nanoscale,* 8 (5). S. 3040–3048

99 Zuccotti, G. V. Trabattoni, D.; Morelli, M.; Borgonovo, S.; Schneider, L.; Clerici, M. (2009): »Immune modulation by lactoferrin and curcumin in children with recurrent respiratory infections«. *Journal of Biological Regulators & Homeostatic Agents,* 23 (2). S. 119–123

100 Xu, Y.; Liu, L. (2017): »Curcumin alleviates macrophage activation and lung inflammation induced by influenza virus infection through inhibiting the NF-κB signaling pathway«. *Influenza and Other Respiratory Viruses,* 11 (5). S. 457–463

101 Chen, T. Y.; Chen, D. Y.; Wen, H. W.; Ou, J. L.; Chiou, S. S.; Chen, J. M.; Wong, M. L.; Hsu, W. L. (2013): »Inhibition of enveloped viruses infectivity by curcumin«, *PLoS One,* 8 (5). e62482

102 Sasidharan, N. K.; Sreekala, S. R.; Jacob, J.; Nambisan, B. (2014): »In vitro synergistic effect of curcumin in combination with third generation cephalosporins against bacteria associated with infectious diarrhea«. *Biomedical Research International.* S. 561456

103 Sannia, A. (2010): »Phytotherapy with a mixture of dry extracts with hepato-protective effects containing artichoke leaves in the management of functional dyspepsia symptoms«. *Minerva Gastroenterologica e Dietologica,* 56 (2). S. 93–99

104 Thamlikitkul, V.; Bunyapraphatsara, N.; Dechatiwongse, T.; Theerapong, S.; Chantrakul, C.; Thanaveerasuwan, T.; Nimitnon, S.; Boonroj, P.; Punkrut, W.; Gingsungneon, V., et al. (1989): »Randomized double blind study of *Curcuma domestica* Val. for dyspepsia«. *Journal of the Medical Association of Thailand,* 72. S. 613–620

105 Bundy, R.; Walker, A. F.; Middleton, R. W.; Booth, J. (2004): »Turmeric extract may improve irritable bowel syndrome symptomology in otherwise healthy adults: a pilot study«. *Journal of Alternative and Complementary Medicine,* 10 (6). S. 1015–1018

106 Chen, M.; Hu, D. N.; Pan, Z.; Lu, C. W.; Xue, C. Y.; Aass I. (2010): »Curcumin protects against hyperosmoticity-induced IL-1beta elevation in human corneal epithelial cell via MAPK pathways«. *Experimental Eye Research,* 90 (3). S. 437–443

107 Lal, B.; Kapoor, A. K.; Asthana, O. P.; Agrawal, P. K.; Prasad, R.; Kumar, P.; Srimal. R. C. (1999): »Efficacy of curcumin in the management of chronic anterior uveitis«. *Phytotherapy Research,* 13 (4). S. 318–322

108 Trinh, H. T.; Bae, E. A.; Lee, J. J.; Kim, D. H. (2009): »Inhibitory effects of curcuminoids on passive cutaneous anaphylaxis reaction and scratching behavior in mice«. *Archives of Pharmaceutical Research,* 32 (12). S. 1783–178

109 Pakfetrat, M.; Basiri, F.; Malekmakan, L.; Roozbeh, J. (2014): »Effects of turmeric on uremic pruritus in end stage renal disease patients: a double-blind randomized clinical trial«. *Journal of Nephrology,* 27 (2). S. 203–207

110 Lee, H. S.; Choi, E. J.; Lee, K. S.; Kim, H. R.; Na, B. R.; Kwon, M. S; Jeong, G. S.; Choi, H. G.; Choi, E. Y.; Jun, C. D. (2016): »Oral administration of p-hydroxycinnamic acid attenuates atopic dermatitis by downregulating Th1 and Th1 cytokine production and keratinocyte activation«. *PLoS One,* 11 (3): e0150952

111 Tyagi, P., et al. »Bactericidal activity of curcumin I is associated with damaging of bacterial membrane«

112 Carrion-Gutierrez, M.; Ramirez-Bosca, A.; Navarro-Lopez, V.; Martinez-Andres, A.; Asin-Llorca, M; Bernd, A.; Horga de la Parte, J. F. (2015): »Effects of curcuma extract and visible light on adults with plaque psoriasis«. *European Journal of Dermatology,* 25 (3). S. 240–246

113 Partoazar, A.; Kianvash, N.; Darvishi, M. H.; Nasoohi, S.; Rezayat, S.M.; Bahador, A. (2016): »Ethosomal curcumin promoted wound healing and reduced bacterial flora in second degree burn in rat«. *Drug Resistance,* 66 (12). S. 660–665

114 Sidhu, G. S.; Mani, H.; Gaddipati, J. P.; Singh, A.K.; Seth, P.; Banaudha, K. K.; Patnaik, G.K.; Maheshwari, R.K. (1999): »Curcumin enhances wound healing in streptozotocin induced diabetic rats and genetically diabetic mice«. *Wound Repair and Regeneration,* 7 (5). S. 362–374

115 Venkatesan, N. (1998): »Curcumin attenuation of acute adriamycin myocardial toxicity in rats«. *British Journal of Pharmacology,* 124 (3). S. 425–427

116 ScienceDaily. »Method to Prevent Liver Damage Induced by Anti-Tuberculosis Treatment?«. *World Journal of Gastroenterology*, 19. September 2008. https://www.sciencedaily.com/releases/2008/09/080919142358.htm

117 Adhvaryu, M. R.; Reddy, N.; Vakharia, B. C. (2008): »Prevention of hepatotoxicity due to anti tuberculosis treatment: a novel integrative approach«. *World Journal of Gastroenterology,* 14 (30). S. 4753–4762

118 Abdel-Daim, M. M.; Abdou, R. H. (2015): »Protective effects of diallyl sulfide and curcumin separately against thallium-induced toxicity in rats«. *The Cell Journal* 17. S. 379–388

119 Reddy, A.C.; Lokesh, B. R. (1996): »Effect of curcumin and eugenol on iron-induced hepatic toxicity in rats«. *Toxicology,* 107. 39–45

120 Rukkumani, R.; Aruna, K.; Varma, P. S.; Menon, V. P. (2004): »Curcumin influences hepatic expression patterns of matrix metalloproteinases in liver toxicity«. *Italian Journal of Biochemistry,* 53. S. 61–66

121 Abdolahi, M.; Tafakhori, A.; Togha, M.; Okhovat, A. A.; Siassi, F.; Eshraghian, M. R.; Sedighiyan, M.; Djalali, M.; Mohammadzadeh Honarvar, N.; Djalali, M. (2017): »The synergistic effects of ω-3 fatty acids and nano-curcumin supplementation on tumor necrosis factor (TNF)-α gene expression and serum level in migraine patients«. *Immunogenetics,* 69 (6). S. 371–378

122 Sharma S.; Kulkarni, S. K.; Agrewala, J. N.; Chopra, K. (2006). »Curcumin attenuates thermal hyperalgesia in a diabetic mouse model of neuropathic pain«. *European Journal of Pharmacology,* 536 (3): S. 256–261

123 Srinivasan, »Effect of curcumin on blood sugar as seen in a diabetic subject«

124 Wickenberg, J.; Ingemansson, S. L.; Hlebowicz, J. (2010): »Effects of *Curcuma longa* (turmeric) on postprandial plasma glucose and insulin in healthy subjects«. *Nutrition Journal,* 9. S. 43

125 Nicol, L. M.; Rowlands, D. S.; Fazakerly, R.; Kellett, J. (2015): »Curcumin supplementation likely attenuates delayed onset muscle soreness (DOMS)«. *European Journal of Applied Physiology,* 115 (8). S. 1769–1777

126 Purohit, R. N.; Bhatt, M.; Purohit, K.; Acharya, J.; Kumar, R.; Garg, R. (2017): »Clinical and radiological evaluation of turmeric powder as a pulpotomy medicament in primary teeth: an in vivo study«. *International Journal of Clinical Pediatric Dentistry,* 10 (1). S. 37–40

127 Thomas, A. E.; Varma, B.; Kurup, S.; Jose, R.; Chandy, M. L.; Kumar, S. P.; Aravind, M. S.; Ramadas, A.A. (2017): »Evaluation of efficacy of 1 % curcuminoids as local application in management of *oral lichen planus*—interventional study«. *Journal of Clinical Diagnostic Research,* 11 (4). S. ZC89 – ZC93

128 Riva, A.; Togni, S.; Giacomelli, L.; Franceschi, F.; Eggenhoffner, R.; Feragalli, B.; Belcaro, B.; Cacchio, M.; Shu, H.; Dugall, M. (2017): »Effects of a curcumin-based supplementation in asymptomatic subjects with low bone density: a preliminary 24-week supplement study«. *European Review for Medical and Pharmacological Sciences,* 21 (7). S. 1684–1689

129 Khayat, S.; Fanaei, H.; Kheirkhah, M.; Moghadam, Z. B.; Kasaeian, A.; Javadimehr, M. (2015): »Curcumin attenuates severity of premenstrual syndrome symptoms: a randomized, double-blind, placebo-controlled trial«. *Complementary Therapies in Medicine,* 23 (3). S. 318–324

130 Bradford, P. G. (2013): »Curcumin and obesity«. *Biofactors,* 39 (1). S. 78–87

131 Di Pierro, F.; Bressan, A.; Ranaldi, D.; Rapacioli, G.; Giacomelli, L.; Bertuccioli, A. (2015): »Potential role of bioavailable curcumin in weight loss and omental adipose tissue decrease: preliminary data of a randomized, controlled trial in overweight people with metabolic syndrome. Preliminary study«. *European Review for Medical and Pharmacology Sciences,* 19 (21). S. 4195–4202

132 Teich, T.; Pivovarov, J. A.; Porras, D. P.; Dunford, E. C.; Riddell, M. C. (2017): »Curcumin limits weight gain, adipose tissue growth, and glucose intolerance following the cessation of exercise and caloric restriction in rats«. *Journal of Applied Physiology* (1985), 123 (6). S. 1625–1624

133 Tawatsin, A.; Wratten, S. D.; Scott, R. R.; Thavara, U.; Techadamrongsin, Y. (2001): »Repellency of volatile oils from plants against three mosquito vectors«. *Journal of Vector Ecology,* 26. S. 76–82

134 Singha, S.; Chandra, G. (2011): »Mosquito larvicidal activity of some common spices and vegetable waste on *Culex quinquefasciatus* and *Anopheles stephensi*«, *Asian Pacific Journal of Tropical Medicine,* 4 (4). S. 288–293

135 Auysawasdi, N.; Chuntranuluck, S.; Phasomkusolsil, S.; Keeratinijakal, V. (2016): »Improving the effectiveness of three essential oils against *Aedes aegypti* (Linn.) and *Anopheles dirus* (Peyton and Harrison)«. *Parasitology Research,* 115 (1). S. 99–106

136 Ali, A.; Wang, Y. H.; Khan, I. A. (2015): »Larvicidal and biting deterrent activity of essential oils of *Curcuma longa*, ar-turmerone, and curcuminoids against *Aedes aegypti* and *Anopheles quadrimaculatus* (Culicidae: Diptera)«. *Journal of Medical Entomology,* 52 (5). S. 979–986

137 Liu, C. H.; Huang, H. Y. (2013): »In vitro anti-propionibacterium activity by curcumin containing vesicle system«. *Chemical and Pharmaceutical Bulletin* (Tokyo), 61 (4). S. 419–425

138 Rasheed, A.; Avinash Kumar Reddy, G.; Mohanalakshmi, S.; Ashok Kumar, C. K. (2011): »Formulation and comparative evaluation of poly herbal antiacne face wash gels«. *Pharmaceutical Biology,* 49 (8). 771–774

139 Zaman, Shahiquz; Naveed, Akhtar (2013): »Effect of turmeric (*Curcuma longa Zingiberaceae*) extract cream on human skin sebum secretion«. *Tropical Journal of Pharmaceutical Research,* 12 (5)

140 Tu, C. X.; Lin, M.; Lu, S. S.; Qi, X. Y.; Zhang, R. X.; Zhang, Y. Y. (2012): »Curcumin inhibits melanogenesis in human melanocytes«. *Phytotherapy Research,* 26 (2). S. 174–179

141 Agrawal, R.; Kaur, I. P. (2010): »Inhibitory effect of encapsulated curcumin on ultraviolet-induced photoaging in mice«. *Rejuvenation Research,* 13 (4). S. 397–410

142 Sikora, E.; Scapagnini, G.; Barbagallo, M. (2010): »Curcumin, inflammation, ageing and age-related diseases«. *Immunity & Ageing,* 20107. S. 1

143 Asawanonda, P.; Klahan, S. O. (2010): »Tetrahydrocurcuminoid cream plus targeted narrowband UVB phototherapy for vitiligo: a preliminary randomized controlled study«. *Photomedicine Laser Surgery,* 28 (5). S. 679–684

144 Partoazar, A., et al. »Ethosomal curcumin promoted wound healing and reduced bacterial flora in second degree burn in rat«

145 Heng, M. C. (2013): »Signaling pathways targeted by curcumin in acute and chronic injury: burns and photo-damaged skin«. *International Journal of Dermatology,* 52 (5). S. 531–543

146 Kianvash, N.; Bahador, A.; Pourhajibagher, M.; Ghafari, H.; Nikoui, V.; Rezayat, S. M.; Dehpour, A. R.; Partoazar, A. (2017): »Evaluation of propylene glycol nanoliposomes containing curcumin on burn wound model in rat: biocompatibility, wound healing, and anti-bacterial effects«. *Drug Delivery and Translational Research,* 7 (5). S. 642–653

147 Cheppudira, B.; Fowler, M.; McGhee, L.; Greer, A.; Mares, A.; Petz, L.; Devore, D.; Loyd, D. R.; Clifford, J. L. (2013): »Curcumin: a novel therapeutic for burn pain and wound healing«. *Expert Opinion on Investigational Drugs,* 22 (10). S. 1295–1303

148 Ebd.

149 Pakfetrat, M.; Basiri, F.; Malekmakan, L.; Roozbeh, J. (2014): »Effects of turmeric on uremic pruritus in end stage renal disease patients: a double-blind randomized clinical trial«. *Journal of Nephrology,* 27 (2). S. 203–207

150 Jia, S.; Xie, P.; Hong, S. J.; Galiano, R.; Singer, A.; Clark, R. A.; Mustoe, T. A. (2014): »Intravenous curcumin efficacy on healing and scar formation in rabbit ear wounds under nonischemic, ischemic, and ischemia-reperfusion conditions«. *Wound Repair and Regeneration,* 22 (6). S. 730–739

151 Srivilai, J.; Rabgay, K,; Khorana, N.; Waranuch, N.; Nuengchamnong, N.; Wisuitiprot, W.; Chuprajob, T.; Changtam, C.; Suksamrarn, A.; Chavasiri, W.; Sornkaew, N.; Ingkaninan, K. (2017): »Anti-androgenic curcumin analogues as steroid 5-alpha reductase inhibitors«. *Medicinal Chemistry Research,* 26 (7). S. 1550–1556

152 Tawatsin, A., et al. »Repellency of volatile oils from plants against three mosquito vectors«

153 Pakfetrat, M. et al. »Effects of turmeric on uremic pruritus in end stage renal disease patients: a double-blind randomized clinical trial«

154 Panahi, Y.; Sahebkar, A.; Amiri, M.; Davoudi, S. M.; Beiraghdar, F.; Hoseininejad, S. L.; Kolivand, M. (2012): »Improvement of sulphur mustard-induced chronic pruritus, quality of life and antioxidant status by curcumin: results of a randomised, double-blind, placebo-controlled trial«. *British Journal of Nutrition,* 108 (7). S. 1272–1279

155 Trinh, H. T. et al. »Inhibitory effects of curcuminoids on passive cutaneous anaphylaxis reaction and scratching behavior in mice«

156 Partoazar, A., et al. »Ethosomal curcumin promoted wound healing and reduced bacterial flora in second degree burn in rat«

Register